KB182315

노인과 환자를 돌보는
케어기버를 위한
이동동작훈련

노인과 환자를 돌보는

케어기버를 위한 이동동작훈련

조정선 지음

들어가며

'환자들은 이동의 자유로움을 갈망한다'

　과학과 보건의료 기술의 발달 및 경제수준의 향상으로 인한 평균
수명의 연장으로 노인 인구의 증가현상이 현저하게 나타나고 있다.
노년기에 이르면 인간은 신체적, 정신적, 사회적으로 전반적인 기능
저하와 손상을 경험하게 되며 일상생활에 있어 타인의 의존도가 높
아지고 여러 가지 문제들을 호소하게 된다. 일상생활활동능력은 생활
에서의 활동정도를 나타내는 것으로 노인의 건강 상태와 관련이 높
아 노인의 신체적 기능수준을 결정하는 데 가장 중요한 부분이다.
　노인의 인지기능, 일상생활수행능력, 이동수준 등은 노인 자신 뿐
아니라 노인을 돌보는 부양자들에게도 심한 부담감을 주며 노인이
시설에 입소하게 되는 주요 요인이 된다. 따라서 노인의 일상생활수
행능력을 유지·증진시키는 접근은 임상과 지역사회, 가정에서 모두
중요하며 올바른 이동훈련을 통한 이동력 향상이 필요한 실정이다.
노인과 장애인의 재활에서 가장 중요시되고 있는 내용은 이동의 독
립정도이다. 독립적·의존적 이동형태에 따라 장애정도를 결정하는
핸디캡(handicap) 정도가 달라지게 된다.
　일반적으로 노화가 진행됨에 따라 골격근의 부피가 감소되고, 근육
내 지방과 콜라겐 증가로 인한 근감소증의 생리적 변화가 나타난다.

이러한 근감소증은 골격근의 근력 저하 및 하지 수행력 감소를 유발한다. 이에 노인들의 전반적인 신체 활동은 제약을 받게 되며, 감소된 신체활동 및 운동 능력 약화가 일상생활에 장애를 준다. 특히, 허약노인은 장애상태에 놓여 있지는 않지만 건강한 노인과는 구분되는 노인집단으로 상해발생 위험 상태가 장기간 지속되거나 건강수준이 위험에 빠질 수 있는 상태에 있는 노인이다. 따라서 일상생활에 제약이 있는 허약노인을 방치하게 되면 건강상태가 더욱 악화되어 장기요양 상태로 빠지기 쉬우며, 국가보건 의료비 상승을 유발할 수 있다. 미국, 캐나다, 유럽 등 여러 나라에서는 많은 연구를 통하여 허약노인의 허약상태 회복과 장애로 진행되는 것을 예방하기 위한 관리가 이루어지고 있으며, 일본에서도 허약한 고령자를 대상으로 장애에 빠지지 않도록 장기요양 예방차원에서 각종 서비스를 제공하고 있다. 이제 우리나라도 예방차원에서 허약노인의 이동기술훈련이 필요한 실정이다.

그래서 본 책에서는노인과 환자를 돌보는 케어기버를 위한 이동동작훈련 방법들을 소개한다.

의사소통, 안전을 포함한 환자 관리 활동을 위한 준비과정을 알아보고, 올바른 신체 역학을 이해하며, 환자의 다양한 자세유형을 알고, 노인과 환자의 수준에 맞는 이동 보조도구 사양과 활동방법을 숙지하고, 적절한 이동동작을 선택하여 훈련한다. 이러한 이동동작훈련은 누구를 위해 필요한 것인지 알아야 한다. 그래야 적극적이고 주체적인 이동이 되어 노인과 케어기버가 모두 안전하고 편안한 이동이 될 것이다.

신체 움직임에 제한이 있는 허약노인의 경우 근력 감소 예방 및 자세, 균형, 그리고 신체기능향상을 위해서 포괄적인 이동훈련 기술을 숙지할 것을 권장하며, 또한 낙상을 예방하기 위해 지속적인 훈련을 개인 또는 케어기버, 사회가 중심이 되어 운영할 것도 권장한다.

마지막으로 처음부터 끝까지 출간을 위해 도움을 주신 한국학술정보(주) 출판사 관계자분들게 깊은 감사의 말씀을 드린다.

2014년 8월 연구실에서

저자 조정선 드림

Contents

환자 관리 활동을 위한 준비

이 책에서는 환자관리에 책임이 있으며, 안전하고 효과적인 이동기술을 제공하는 사람들을 **케어기버(caregiver)**라는 용어로 사용할 것이다. 케어기버는 치료사, 간호사, 보조인, 가족, 활동보조인, 요양보호사를 칭하는 말이다.

케어기버는 각 환자를 인도하고 지도하며 교육시킬 필요가 있다. 환자를 적극적으로 참여시키기 위해 케어기버의 동작이나 기구사용에 대한 간단한 시범을 권장한다. 또한 케어기버, 환자, 가족 사이에는 언어적·비언어적·문서화된 의사소통이 필요하며 케어기버는 각 이동동작의 목적, 기대되는 결과, 수행방법을 환자에게 설명해 주어야 한다.

환자 관리 활동을 위한 준비

(1) 의사소통

실질적인 이동동작훈련을 하기 전에 사람들 사이에 의사소통이 있어야 한다. 케어기버들에게 환자, 가족, 다른 의료인 및 동료들과의 의사소통은 원활한 서비스를 위해서 필요한 것이다.

케어기버는 자신이 갖고 있는 편견, 선입견, 태도, 가치관을 분별력 없이 환자에게 적용하였을 때 발생할 수 있는 결과에 대해 알고 있어야 한다. 환자의 환경(문화 등)을 이해한다는 것은 두 사람 사이의 의사소통을 향상시키고, 존중하는 마음이 생기게 함으로써 환자와의 라포(rapport, 상호 간의 신뢰) 형성에 영향을 미칠 것이다.

케어기버는 특정한 몸짓을 처음 사용할 때 그 의미나 의도가 무엇인지를 분명하게 설명하는 것이 중요하다. 또한 도움을 요청하는 환자에게 무례하거나 예의 없이 행동하는 것은 전반적인 서비스를 망치는 이유가 되기도 한다. 환자는 제안받은 치료법에 대하여 동의하거나 거부할 수 있는 권리가 있다. 환자가 충분히 알았다는 것을 확신할 수 있도록 케어기버는 환자의 증상에 대하여 적절하게 제안된 치료와 대체할 수 있는 서비스에 관한 충분한 정보를 제공하여 환자로 하여금 지혜로운 결정을 내릴 수 있도록 해야 한다. 서비스와 관련되어 알려져 있거나 잠재된 위험은 반드시 설명해 주어야 하며, 제안된 서비스방법에 대하여 어떤 것이라도 질문할 기회를 주고 이에 대한 반응을 수용해야 한다. 또한 케어기버는 자신의 지식, 경험 및 능력 안에서 기대되거나 예상되는 결과를 근거로 환자에게 답해야 하며, 어떠한 확실한 결과가 발생할 것이라고 언급하거나 암시하지 말아야 한다.

의사소통을 위한 언어로는 일상적인 언어가 대부분의 환자와 그 가족에게 익숙하다. '굽히세요', '비트세요', '펴세요'라고 사용하는 것이 좋다. 환자에게 실행하도록 하거나 행동하도록 하는 지시는 짧고 간결해야 한다. 전문적인 용어를 사용하기보다 '미세요', '앉으세요', '일어나세요' 같은 기능적인 용어가 훨씬 효율적이다.

케어기버 목소리의 음색, 음량, 억양은 환자에게 전달하려는 메시지에 도움이 되거나 방해가 될 수 있다. 케어기버는 목소리와 행동을 통해 환자를 자극하거나 진정시킬 수 있다. 환자를 더욱 빨리 행동하도록 격려하거나 자극하기를 원할 때에는 정상적인 음성보다 크고 예리한 음성을 사용해야 한다. '지금 일어나세요' 하면서 동시에 소리나게 박수를 치는 것이다.

비언어적 의사소통은 사람들 사이의 의사소통에 큰 부분을 차지하고 있으며, 언어적 의사소통보다 더욱 효과적일 수도 있다. 얼굴표정, 자세, 몸짓, 몸의 움직임이나 신체반응의 변화를 통해 이루어진다. 또한 환자를 가볍게 끌어안는다든지, 손을 잡는 것, 등을 가볍게 두드리는 것은 언어만큼 효과적으로 전해질 수는 없지만, 환자에게 메시지를 전달할 수 있다.

문서에 의한 의사소통은 언어적인 의사소통을 위해 작성된 목록과 비슷한 지침을 따라야 한다. 짧고 간결하고 구체적이어야 하며 환자가 이해할 수 있는 언어를 사용하여야 한다. 언어적이거나 문서적인 지도가 환자의 이해수준과 학습능력을 증가시킬 수 있다. 이는 복잡한 활동들을 가르치고 환자의 정신력을 바꾸어야 할 때 특히 중요하다. 운동조절이나 협응이 요구되는 동작의 반복적인 연습은 환자의 기술을 향상시키며 안전하게 수행할 수 있도록 해준다.

케어기버는 장애인과 적절하게 대화해야 하는 책임이 있다. 케어기버는 가장 먼저, 가장 중요하게, 자신의 말과 생각으로 환자를 먼저 배려함으로써 장애인의 자존심을 지켜주어야 한다. 환자의 장애가 메시지에 포함되어야 할 필요가 있다면 정확하게 설명해 주어야 하지만 환자의 장애보다는 환자의 남아있는 능력을 강조하는 것이 더욱 중요하다.

□ **의사소통은 어떻게 해야 할까요?**

① 케어기버가 힘들어할 때

대부분 케어기버는 문제를 인식하지만, 환자는 상황 인식이 되지 않을 때 생길 수 있는 경우이다. 이 경우에는 단호하게 나의 전달 메시지를 보낸다. '이렇게 하니, 내가 속상하군요', '앞으로 이렇게 해 주시길 부탁드립니다'라고 말하며, 왜 그렇게 해야 하는지 이유와 타당성을 설명한다.

② 환자가 힘들어할 때

환자가 속상해할 때는 말을 해주기보다 환자의 이야기를 충분히 경청한다. 그리고 '~그랬구나', '~속상했겠네'라며 호응을 한다. 환자의 불편한 심정이 편안해졌을 때 선택권형 질문을 한다. '추천하는 방법으로 하시겠어요. 아니면 좋아하시는 방법으로 하시겠어요?'와 같이 의사결정을 반드시 환자가 할 수 있도록 기회를 주어야 한다.

(2) 안전의 중요성

환자 관리나 치료에 관련되는 케어기버의 일차적 목표는 환자의 안전이다. 환자의 안전을 유지하기 위해 제공되는 서비스에는 어떤 위험이나 손상이 발생되지 않아야 한다. 의료사고 발생에 영향을 줄 수 있는 요소에는 건강관리 전달체계의 복잡성, 관리에 관련된 케어기버의 수, 불완전한 기계의 설치 및 유지와 관련되어 있다.

환자의 이동, 자세 변경, 운동 활동 및 기구나 환자의 운반 등 모든 것이 손상을 일으킬 잠재성이 있다. 그러므로 케어기버는 안전한 환경과 함께 기구가 적절한 기능을 유지하도록 해야 한다. 가족들은 환자를 안전하게 도와 줄 수 있는 방법을 교육받고, 환자 관리에 대한 구체적인 주의사항에 대하여 지도받아야 한다. 환자 역시 스스로 안전을 위해 책임감을 가져야 한다. 적절한 위생관리, 피부관리, 자세 바꾸기, 배변 배뇨 관리방법, 이동방법들이 환자에 의해 시행될 수 있어야 한다. 환자는 자신을 위한 것이 무엇이 최선인가를 알고 있으며, 케어기버는 환자의 제안이 합당하고 안전한 것이라 생각한다면 경청하고 따라 주어야 한다. 환자에게 그들의 제한된 능력 안에서 자신의 건강과 안전에 대한 책임이 있다는 것을 꼭 알려주어야 한다.

환자에게 손상을 일으킬 수 있는 사고들은 고장난 기구나 잘 정비되지 못한 기구들의 사용, 위험한 장애물이나 복잡한 장소에 놓인 장비와 관련이 있다. 시각, 청각, 사고능력, 촉각, 생리적 변화들이 나타나는 환자는 주기적으로 검사와 평가를 해야 한다. 케어기버는 이러한 변화들이 나타나고 있는지를 판단한다. 이동, 보행, 침상자세 바꾸기 등 여러 형태의 운동들과 환자를 위험에 처하게 할 수 있는 활동들은 조심스럽게 이루어져야 한다.

골밀도 감소 같은 경우도 이동하거나 보행 중에 골절을 유발시킬 수 있는 원인이 되며, 피부탄력성 감소로 이동, 침상자세 바꾸기 또는 운동 중에 상처가 발생할 수 있다. 환자는 감소된 고유수용성 감각이나 운동감각을 대신하기 위해 시각적 암시를 사용할 수 있도록 교육되어야 할 필요가 있다. 사고에 따른 손상은 케어기버의 소홀함, 불충분한 훈련, 부주의, 너무 바쁠 때 발생하는 경향이 있다. 환자 안전에 대한 책임은 근본적으로 케어기버에게 있다. 먼저 적절한 방법으로 자주 손을 청결하게 하는 것이 환자의 안전을 위해 중요한 활동의 시작일 것이다. 안전사고의 위험을 줄이기 위해서는 환자와 가족을 위한 교육이 반드시 필요하다.

케어기버는 서비스와 관련 활동들에 관하여 환자와 가족을 교육시킬 의무가 있다. 그러나 환자의 비밀을 존중해야 하며, 가족과 정보를 나누기 전에 환자의 허락을 받아야 한다. 치료 목표는 환자에게 다양한 가능성에 대해 설명한 후, 환자와 케어기버에 의해 설정되어야 한다. 이러한 목표들은 언제, 어떻게, 어떤 방법으로 목표가 달성될 것인지 언급한다.

교육은 환자와 그 가족 그리고 케어기버 사이에 직접적인 만남으로 이루어질 수 있으며, 인쇄물이나 슬라이드 또는 비디오테이프, 시범을 통해 이루어질 수도 있다.

(3) 활력징후의 사정

환자의 활력징후는 혈압(BP), 심박수(HR), 호흡률(PP), 체온, 통증이 있다. 전반적인 건강이나 생리적인 상태의 지표이기 때문에 중요하다. 신체에 해로움을 주고 잠재적으로 위험한 반응들은 정신을 혼동시킨다. 피로, 고갈, 기면, 움직임이나 명령 시의 느린 반응, 구두나 촉각 자극에 대한 감소된 반응, 메스꺼움, 실신, 어지러움 호소, 발한, 창백함, 홍반, 혈압의 감소, 동공의 수축, 의식의 상실 등이 나타난다. 이러한 비정상적인 징후는 신속하게 증상을 제거하거나 경감시켜야 한다.

1) 체온

체온을 사정할 때 입 안, 곧창자, 겨드랑, 귓구멍, 샅고랑에서 실시한다. 입 안 중심부 또는 체온의 정상 범위는 36~37.3℃이다. 일반적으로 37℃가 평균체온이다. 곧창자 온도의 정상범위는 36.6~38.1℃이다.

체온계의 종류는 피부적외선 체온계, 귀적외선체온계, 전자체온계, 수온모세관체온계 등이 있다. 필요성과 대상에 따라 선택하여 사용한다.<그림 1>

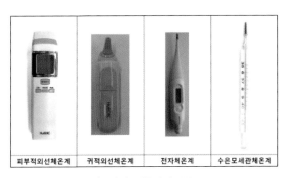

| 피부적외선체온계 | 귀적외선체온계 | 전자체온계 | 수은모세관체온계 |

〈그림 1〉 체온계의 종류

2) 맥박

맥박은 심장의 좌심실 수축의 간접적인 측정이며, 심장이 박동하는 것을 비율로 나타낸다. 맥박은 인체의 다양한 곳에서 촉진할 수 있고, 청진기를 사용하여 심첨(心尖, 심장 꼭대기) 위에서의 청진을 통해 측정할 수 있는 동맥혈의 운동을 의미한다. 심장의 심실 수축의 비율 또는 빈도는 분당 박동수로 기록한다. 안정 시 맥박의 정상 범위는 어른에서 60~100beats/min, 신생아에서 100~130beats/min, 1~7세에서 80~120beats/min이다. 맥박을 측정하기 위해 사용되는 위치는 목동맥, 노뼈동맥, 위팔, 넙다리관자뼈이다.

3) 혈압

전신성 동맥의 혈압은 심박출량, 말초 혈관 저항, 다른 혈류역학적인 요인의 반영으로 나타나는 생리적인 변화이다. 혈압계(sphygmoma-nometer)는 BP를 측정하고, 동맥의 혈류에 의해 야기되는 동맥 내

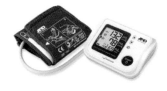

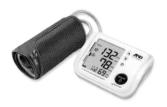

〈그림 2〉 가정용 혈압계

압력의 간접적인 측정이다. 혈압은 수축기와 이완기 압력으로 구성된다. 수축기압은 좌심실의 수축(수축기, systole) 시의 BP이고, 이완기압은 심장의 휴식기간(이완기, diastoel) 시의 BP이다.

청진기로 코로트코프음(korotkoff's sound)을 듣고 환자의 BP를 확인할 수 있다. 성인의 정상 BP 범위는 수축기 120mmHg 이하, 이완기 80mmHg 이하이다. 안정 시 수축기압이 140mmHg 이상으로 측정되면 고혈압을 의미하고, 100mmHg 이하이면 저혈압을 의미한다. 저혈압은 환자들이 눕거나, 앉거나, 쭈그리고 앉은 자세에서 갑자기 일어날 때 어지러움이나 실신을 경험할 수도 있다.

BP 측정 위치는 위팔동맥이다. 청진기, 혈압계, 의자, 환자의 팔을 지지할 수 있는 물건, 알코올닦이, 필기도구 등이 필요하다. 가압계(cuff)는 정확한 측정을 얻기 위해 적절한 크기여야 한다. 가정에서 언제나 사용할 수 있도록 가정용 혈압계가 보급 확산하고 있다.〈그림 2〉

4) 호흡

호흡의 생리적인 구성요소들은 폐와 외부 환경 사이에서 공기의 유입(흡기)과 유출(호기)을 일으키는 것이다. 공기는 근 수축과 이완에 의해 폐 속으로 유입되고 유출된다. 1회 호흡은 한 번의 흡기와 한

번의 호기로 구성된다. 안정 시 호흡의 정상 범위는 성인에게서는 분당 12~18회 호흡을 하고, 유아에게는 분당 30~50회의 호흡이다. 성인에게서는 분당 20회 이상의 호흡이나 10회 이하의 호흡수는 비정상적인 것으로 간주된다.

정상적인 호흡은 흡기 때 최소한의 노력을 필요로 하지만 호기에는 본질적으로 노력을 필요로 하지 않는다. 안정 시 호흡에 어려움을 겪고 있는 환자는 호흡곤란을 경험하거나 노력성 호흡을 한다. 안정 시 정상적인 호흡은 아무 소리도 들리지 않아야 한다. 비정상적인 소리는 쌔근거림, 수포음, 협착음을 포함한다. 환자는 좌위호흡을 드러내거나 기대 있는 동안 호흡에 어려움을 느낀다. 이 상태는 환자가 앉거나 서 있을 때 경감된다. 무호흡 또는 호흡의 부재, 호흡의 짧음을 경험할 수 있으며 상황이 지속되면 인공호흡기 사용이 필요할 수도 있다.

5) 통증

통증은 불쾌한 감각이고 급성이거나 잠재적인 조직 손상과 연관되어 있거나 손상이라는 용어로 설명되는 정서적인 경험이다. 특히 주관적이다.

통증의 초기 사정에서 케어기버는 통증의 발현과 통증의 일시적인 유형을 기록해야 한다. 주관적인 무감각, 감각의 상실, 약화 등과 관련이 있다면 환자는 '뜨거운', '얼얼한' 통증을 묘사한다.

통증 사정은 환자의 병력과 기록에 중요한 부분이다. 만약 환자가 조사받지 못한 상황이라면 통증의 척도나 질문지를 이용하여 케어기버에 의해 완료되어야 한다. 통증의 척도에는 통증고통척도(시각 통증척도 VAS), 온도계통증등급척도, 얼굴통증평가척도 등이 있다. 환자는 치료를 통한 통증의 양, 형식, 위치, 빈도를 재평가되어야 한다. 시각통증척도(VAS)는 단순 묘사, 숫자표기, 시각표기로 다양하게 만들어져 있다. 이는 언어사용능력과 표현능력에 따라 선택적 또는 모두 사용이 가능하다.<그림 3>

단순 묘사 통증고통척도(Simple Descriptive Pain Distress Scale*)

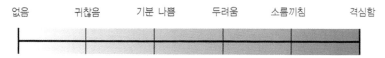

0-10 숫자 통증등급척도(0-10 Numerical Pain Distress Scale*)

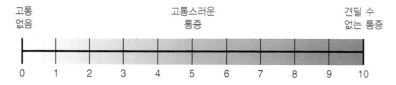

시각 통증척도(Visual Analog Scale(VAS)†)

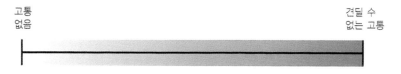

* 만약 그래프 등급 척도를 사용한다면 주로 10cm의 기준선이 추천된다.
† 10cm 기준선은 VASs에 추천할 만하다.

〈그림 3〉 통증 고통 척도

(4) 환자의 유형과 이동기술과의 관계성

환자는 신체구조가 손상되면 기능적인 문제를 초래한다. 그로 인해 일상생활동작에 영향을 미쳐 독립적인 삶을 영위하기가 어렵다. 신체구조와 관련된 기능 저하는 관절 중심 수준별로 이해해 볼 수 있다. 즉, 목높이, 가슴높이, 허리높이, 골반높이, 무릎높이, 발목높이에서 균형력과 협응력을 유지하며 움직일 수 있느냐는 것이다.

만약 목높이 수준에서 기능 악화가 생긴다면 목 이외에 신체 어느 부분도 스스로 움직일 수 없다는 의미이다. 왜냐면 중추신경계인 뇌와 척수의 총 지배를 받고 있기 때문이다. 따라서 목 이하의 신체부위는 신경 마비로 인해 움직일 수 없게 된다. 이는 낙상과 교통사고와 같은 사고에서 경험할 수 있다. 이럴 경우 이동기술 시 다른 신체활동이 어렵기 때문에 침상에서의 이동과 휠체어 이동에 의존하여 일상생활을

개월	0-1	1-4	4-7	7-10	10-11	11-12
신체이미지	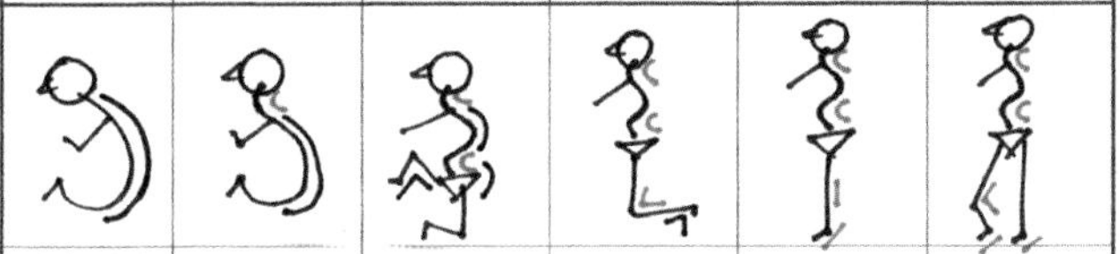					
자세조절 수준	신체조절력 없음	목가누기	앉기	무릎서기	서기	걷기
균형력/협응력 조절수준	전신 없음	목 위	허리 위	무릎 위	발목 위	전신
이동·보행 보조기	침대 휠체어(W/C)		휠체어 경사테이블	보행기	목발 지팡이	지팡이
이동운동발달방향	탄생 ➡	➡	➡	➡	➡	➡
노화진행방향	사망 ⬅	⬅	⬅	⬅	⬅	⬅
사고/질병으로 인한 기능발달방향	• ➡		• ➡	➡	• ➡	➡

〈그림 4〉 이동·보행보조기 선택수준 비교

하게 된다. 허리높이에서 손상이 생긴다면 머리, 체간, 상지의 기능은 정상이지만, 앉기, 서기, 걷기는 어렵다. 그러므로 기능 향상을 위하여 마비 정도에 따라 평행봉, 보행기를 사용하게 한다. 남아 있는 기능으로 최대한 삶의 질을 향상시키도록 한다. 발목 수준에서 손상되면, 신체 모든 부위는 정상이지만, 선 자세의 안정성이 떨어져 걷기와 뛰기가 어렵다. 그러므로 지팡이를 이용하여 부분체중지지를 하여 기저면을 넓힘으로써 안정성을 높여 원활한 걷기가 되도록 돕는다.

신체에 남아 있는 잔존기능에 따라 이동기술을 적절히 선택되어야만 한다. 만약 과다한 보호를 한다면(남아 있는 활동능력까지 보조도구사용을 한다면) 구축을 야기시켜, 환자 스스로 움직일 수 있는 기회마저 없애는 결과를 초래하므로 케어기버의 이동기술 선택은 신중하여야 한다.

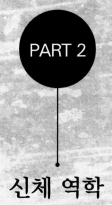

PART 2

신체 역학

신체 역학

물체를 들어 올리고, 손을 앞으로 뻗고, 밀고, 잡아당기고, 물체를 운반할 때는 적절한 신체 역학을 사용하도록 해야 하다. 적절한 신체 역학의 사용은 에너지를 절약하고 인체 구조에 대한 스트레스와 손상을 감소시키며 척추가 안전하게 움직일 수 있도록 도와준다.

신체 역학은 안전하고, 에너지를 보존하며 해부생리학적으로 효율적인 운동이 일어나도록 하고, 신체의 균형과 조절을 잘 유지할 수 있도록 신체를 사용하는 것이다. 따라서 적절한 신체 역학의 사용은 부상으로부터 환자와 케어기버를 잘 보호할 수 있게 해준다. 또한 적절한 신체 역학을 사용할 때 인체 해부학적인 구조물과 인체의 여러 기관에서의 스트레스와 긴장이 감소되며 일과 환자 활동을 안전하게 수행할 수 있다.

바른 신체 역학의 습관은 편안하고 효율적인 운동을 촉진하며 활동 시의 에너지 소비를 줄일 수 있다.

(1) 힘이 어떻게 동작을 만드는가?

근육이 수축하여 신체가 움직이게 된다. 힘이 무엇인지, 힘의 작용은 어떻게 변화되는지를 알면 신체 역학을 이해하기가 쉽다. 힘은 여러 다른 형태로 존재한다. 전기력, 원자력, 심지어 정신력까지 있다. 하지만 이 책에서는 밀고 당기는 것과 같은 역학적인 힘(mechanical force), 즉 휠체어를 움직이도록 밀거나, 당기는 힘에 대해 알아보고자 한다.

역학적인 힘은 무슨 일을 하는가? 역학적인 힘은 물체들 간의 동작 변화 결과에 따른 상호작용이다. 이것은 물체의 속력 변화도 될 수 있다. 예를 들면, 가만히 있는 것과 움직이는 것, 천천히 움직이는 것과 빨리 움직이는 것, 방향의 변화 등이다. 이동기술 동작훈련을 위해서는 움직임에 대한 훈련이 필요하다. 또한 힘에 대한 이해가 굉장히 중요하다.

예를 들면, 펜이나 연필을 당신 앞 테이블 위 놓고 연필의 중간, 가장자리를 각각 밀어본다. 힘이 중간 부분에 가해지면 연필 전체가 미는 방향으로 움직일 것이고, 연필 중심에서 벗어나면 연필은 회전하게 된다. 첫 번째 힘은 직선운동을 일으키고, 두 번째 힘은 각 운동을 일으킨다. 힘이 주어지는 지점은 결과적으로 일어나는 동작과 그대로 유지하고자 하는 것에 중요하게 작용한다.

힘의 크기는 물체에 대한 힘의 산물인 가속도에서부터 정의한다. 가속도는 물체의 속도가 올라가느냐 혹은 떨어지느냐 하는 속도의 변화이다. 우리는 지구에 살기 때문에 중력의 힘을 항상 받는다. 떨어지는 사과를 고속카메라로 촬영해보면, 속도가 점점 증가하는 것을 알 수 있다. 또한 낮은 위치에서 떨어뜨린 계란은 깨지지 않지만 높은 위치에서 떨어뜨리면 가속도가 증가해 굉장한 힘을 만들어낸다.

인체의 힘은 골격근의 수축을 통해 만들어진다. 근육의 짧아짐(구심성 수축), 긴장된 상태에서의 늘어남(원심성 수축), 같은 길이 상태에서 장력이 존재하는 상태(등척성 수축)가 있다. 구심성과 원심성은 근육의 힘이 관절의 움직임을 만들지만 등척성은 근육에 힘이 들어가면 관절의 움직임의 변화는 없다. 우리가 발끝으로 선 자세를 유지하고 있는 상태를 의미한다.

우리는 물체에 밀고 당기는 힘을 줄 수 있다. 하지만 우리의 근육은 절대 밀지 않고 항상 뼈를 당긴다는 것에 주목할 필요가 있다. 그래서 힘이 적용되는 곳과 관절 사이의 거리는 중요하다. 예를 들어, 문으로 걸어가서 문을 당겨 열어보자. 몸의 가동근이 회전운동을 하면서 모멘트를 만들게 되고, 손잡이를 잡아당기면 문의 경첩부분에서 돌아가는 에너지로 변해 문이 열리게 된다. 하지만 그러기 위해서는 체간이 바닥에 안정적으로 선 자세나 앉은 자세에서 고정되어야 한다. 당신이 걸을 때 회전하는 신체부위가 있다. 이는 회전근육들에 의해 조절된다. 이러한 회전이 일어나기 위해 신체의 중심축은 안정화가 필요하다. 움직이는 시소는 땅에 고정되어 양쪽 힘의 팔 무게 차이에 따라 움직이게 된다.

우선 신체 역학을 만드는 기본 인체구조를 이해해 보자.

몸을 움직이게 하는 신체 역학 측면과 인체 구조를 비교해 보면 재미있는 결과를 알 수 있다. 우선 신체가 움직이려면 뼈, 관절, 근육, 신체무게가 관여한다. 즉 뼈가 지지하면 관절에서 근육의 힘으로 신체무게를 이기고 움직이게 된다. 이를 이해하기 위해 뼈는 널빤지와 유사하고, 관절은 문의 축을 형성하는 경첩과 유사하며, 근육이 수축하는 모습은 피스톤의 움직임과 유사하여, 신체무게와 같은 저항은 물건의 무게와 같은 개념으로 이해하면 된다.<그림 5>

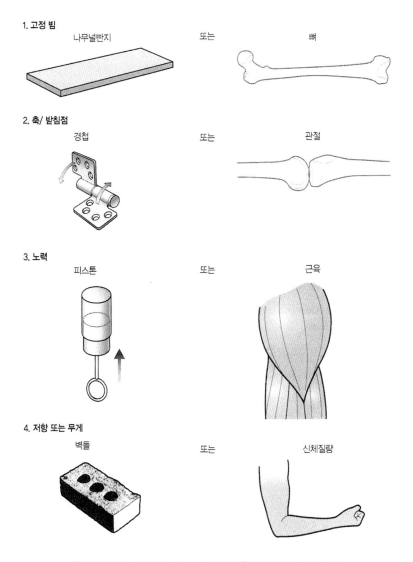

1. 고정 빔
나무널빤지　　　또는　　　뼈

2. 축/ 받침점
경첩　　　또는　　　관절

3. 노력
피스톤　　　또는　　　근육

4. 저항 또는 무게
벽돌　　　또는　　　신체질량

〈그림 5〉 몸을 움직이게 하는 신체 역학 측면에서 인체 구조 비교

인체 움직임에 영향을 미치는 역학인자들을 살펴보자.

1) 중력(gravity)

우리는 항상 중력과 싸우며 생활
하고 있다. 중력은 지구 중심으로
끌어당기는 힘이다. 당기는 힘은
질량의 양에 따라 좌우된다. 물체
를 들어 올리고, 손을 앞으로 뻗고,
밀고, 잡아당기고, 운반하는 많은
동작의 저항을 제공하는 힘이기도
하다. 중력 방향으로 운동을 할 때
는 도움을 받을 수 있지만, 중력 방

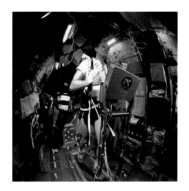

〈그림 6〉 우주선 내 무중력상태:
안전장치 착용 후 걷기

향과 반대 방향으로 운동을 할 경우에는 저항이 되는 것이다. 이때
미끄럼판을 제공하게 되면 무중력상태가 되어 적은 힘으로도 많은
일을 할 수 있다.<그림 6> 그래서 중증환자를 침대에서 휠체어로 옮
길 때 미끄럼판을 이용해 이동시키는 것이다.

2) 마찰(friction)

마찰은 서로 다른 물체끼리 문지르는 행위이다. 또한 두 물체가 접
촉하여 상대운동을 할 때, 그 접촉면에 받는 저항이다. 한 물체가 다
른 물체의 표면에 닿아서 운동할 때, 그 운동을 저지하려고 접촉면에
마찰이 일어나는데 이런 까닭에 노인을 대상으로 이동동작훈련을 할

때는 균형력을 잃어 넘어지지 않도록 거친 표면 바닥을 제공한다. 반면 근육의 힘이 저하된 환자를 움직이게 하기 위해서는 기름과 같이 마찰계수가 낮은 매질을 활용한다. 즉 중력과 마찰사이 관계는 접촉면의 거칠고 부드러운 상태(마찰계수)에 따라 차이가 생기므로 이동 시 적절하게 활용하여야 한다.<그림 7>

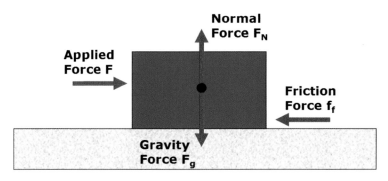

〈그림 7〉 중력과 마찰 사이 관계

3) 회전력(torgue)

회전하는 지렛대에서의 힘의 효율성은 운동축에서 작용선까지의 수직 거리에 적용되는 힘을 곱한 값이다. 중력과 마찰의 역효과를 감소하기 위해서는 짧은 지렛대를 사용해야 한다. 물체가 몸 가까이 있을 때는 낮은 회전력이 필요하기 때문에 적은 힘이 요구되어 근육 사용이 적어도 된다. 즉, 신체와 물체의 중력중심(COG, Center of Gravity)을 가까이한 상태는 물체 운반에 필요한 회전력을 감소시키므로 근육이 수축하는 데 더 적은 에너지가 필요한 것이다. 그러므로 환자 이동 시 케어기버는 환자를 자신의 몸에 가까이하여 이동 보조하여야 한다.

4) 축(axis)

회전축과 직각을 이루고 있는 운동면 내에서 관절에 대해 회전한다. 인체 회전축은 머리, 목, 척추, 두 다리로 연결할 수 있다. 그래서 뒤로 돌기 활동을 할 때 한쪽 발끝을 다른 발뒤꿈치에 닿게 한 상태에서 돌면 한번만에 쉽게 뒤로 돌 수 있다. 이는 인체 회전축을 통해 쉽게 회전을 할 수 있게 된 것이다.

바로 누운 자세에서 옆으로 돌아눕기를 할 때 인체 회전축을 사용하여 돌아눕기를 효율적으로 실행할 수 있다. 케어기버는 어깨 견봉과 허리 전상골극 위에 손을 얹어 고정시킨 후 드럼통을 굴리듯 돌리면 환자의 남아 있는 상지의 힘으로도 쉽게 옆으로 돌아누울 수 있다.

김연아 선수의 아름다운 피겨스케이팅이나 승무, 탈춤 등도 모두 아름다운 자태를 만드는 데 인체축이 사용되므로 힘들지 않게 연출할 수 있다.

한옥의 문을 보자. 문고리가 대부분 경첩 반대편인 문 옆 가장자리에 달려 있다. 그러나 경북 내륙 한옥의 문을 보면 ㅁ자형 구조라 통풍을 위해 경첩을 위쪽 가장자리에 부착하고 손잡이를 아래 가장자리에 달았다. 즉, 운동면과 회전축이 90° 위치임을 알려주고 있다. 환자의 움직임도 관절 내 운동면에서 회전축 운동으로 나타난다. 즉, 자세변화에 따라 다양한 움직임으로 변화된다는 것이다. 그렇다면, 회전축에 따른 운동면의 움직임에 대해 세부적인 설명을 해보자.

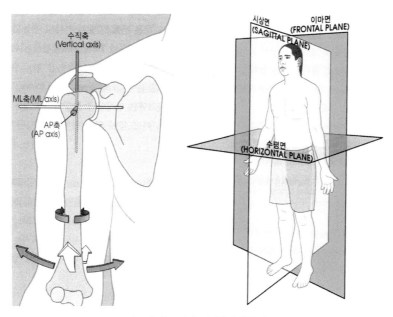

〈그림 8〉 3개의 회전축과 운동면

　인체에서 볼 수 있는 회전축은 3개가 존재하고 있으며, 90° 상태에서 움직임이 나타난다.<그림 8>, [표 1]

　이마면에서 볼 수 있는 움직임, 어깨관절의 벌림과 모음동작은 시상축에서 중심을 잡아주어 쉽게 동작을 할 수 있는 것이다. 시상면에서 볼 수 있는 움직임, 팔꿈관절의 굽힘과 폄 동작은 관상축에서 중심을 잡아주어 쉽게 동작을 한다. 수평면에서 볼 수 있는 움직임, 어깨관절 회선은 수직축에서 고정시켜 주므로 일어나는 움직임이다. 모두 역학적 효율성이 나타난다.

[표 1] 회전축 및 운동면과 관련된 움직임

회전축	운동면	움직임의 예
앞-뒤쪽	이마면	엉덩이관절의 벌림-모음 어깨관절의 벌림-모음
안-가쪽	시상면	팔꿉관절의 굽힘-폄 무릎관절의 굽힘-폄
수직 또는 세로	수평면	어깨관절의 안쪽-가쪽 돌림 몸통의 돌림

5) 중력중심(COG)

중력중심(COG, Center of Gravity)이란 몸 또는 물체의 질량의 중심이 되는 지점으로 몸 또는 질량이 집중된 가장 무거운 부분이다. 연필을 손가락 위에 올려져 있을 경우 가능한 것이다.

새로운 자세로 움직이거나 자세를 바꿀 때 중력중심을 이동시키기는 어렵다. 사람의 중력중심은 골반의 중심에서 두 번째 천골 지역에 위치하고 있다. 그래서 앉거나 누운 자세에서 일어서기가 어려운 것이다. 머리에서 시작해 골반에 있는 중력중심을 통과하는 가상의 선을 중력선이라 한다. 이 중력선은 안정성 확보를 위한 자세조절에 필요한 지식이다.

6) 지지면(BOS)

지지면(BOS, Base of Support)은 물체가 놓인 면과 지면이 물체에 접촉하는 면적이다. 기저면은 지지면에 접촉된 모든 지점들을 둘러싼 경계를 말한다고 보면 된다.

의자 다리로 생각해 보자.<그림 9> 의자 다리는 실제로 바닥과 접촉하는 면적은 적으나 기저면은 굉장히 크다. 다르게는 발자국으로 설명해 보자.<그림 10> 어깨너비만큼 벌린 자세는 지지면이 넓어 안정적이다. 하지만 한 발만 대각선으로 앞으로 서기, 한 발로 서기, 발끝으로 서기 동작의 경우 지지면이 좁아지고 안정성이 떨어져 넘어지기 쉽다.

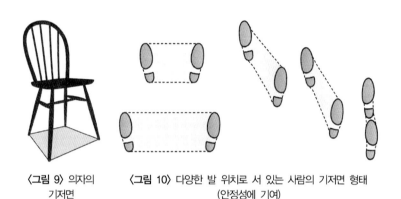

〈그림 9〉 의자의   〈그림 10〉 다양한 발 위치로 서 있는 사람의 기저면 형태
기저면   (안정성에 기여)

물체의 안정성(균형력) 상태는 3가지로 구분할 수 있다. 불안정·중도안정·안정상태이다. 불안정상태는 물체를 밀었을 때 물체가 안정된 위치에 도달할 때까지 움직임을 계속하는 것이고, 중도안정상태는 물체를 밀었을 때 물체가 정지하는 새로운 지점으로 움직이는 것이다. 안정된 상태는 물체를 밀었을 때 물체가 움직이다가 다시 원래의 위치로 돌아오는 것을 의미한다.[표 2]

[표 2] 기저면과 안정성과의 관계

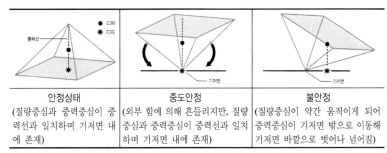

안정상태	중도안정	불안정
(질량중심과 중력중심이 중력선과 일치하며 기저면 내에 존재)	(외부 힘에 의해 흔들리지만, 질량중심과 중력중심이 중력선과 일치하며 기저면 내에 존재)	(질량중심이 약간 움직이게 되어 중력중심이 기저면 밖으로 이동해 기저면 바깥으로 벗어나 넘어짐)

COM(Center of Mass): 질량중심, COG: 중력중심
바닥면(짙은 색): 기저면

지지면과 안정성에 대한 관계는 대표적으로 오뚝이를 통해 알 수 있다. 오뚝이 작품은 내부 바닥측면에 무거운 물체를 고정시키며 아랫부분은 둥근 원모양을 하고 있다. 무게중심은 아래에 있고 기저면은 넓어 최고의 안정성이 제공되니, 지지면 밖으로 인체무게 중심점이 벗어날 확률이 없어 오뚝이는 절대 넘어질 일이 없는 것이다. 안정성을 높이기 위해서는 BOS를 증가시키고, COG를 낮추고, 지지면 안에 중력선을 유지할 때 최적의 상태가 된다.

(2) 올바른 신체 역학의 원리와 개념

중력과 마찰은 물체를 들어 올리고, 손을 앞으로 뻗고, 밀고, 잡아 당기고, 운반하는 많은 동작의 저항을 제공하는 힘이다. 어떤 경우에는 중력이나 마찰의 역효과를 감소시키는 테크닉을 선택한다. 에너지 손실을 감소하고자 인체에 지나친 스트레스나 긴장을 피하고, 인체의 조절을 유지하는 등 두 힘의 긍정적인 효과를 증대시키기 위한 테크닉의 선택과 적용이 중요하다.

물체나 환자를 들어 올리고, 손을 앞으로 뻗고, 밀고, 잡아당기고, 운반하기 전에 자신을 물체에 가깝게 접근시키거나 물체의 위치를 조절하여 물체가 몸 가까이 있게 해야 한다. 이러한 자세는 팔을 조금만 움직이게 하거나 짧은 지렛대로 사용할 수 있다. 물체가 몸 가까이 있을 때 팔의 근육에서는 낮은 회전력을 필요로 하기 때문에 근육이 더욱더 효율적으로 작용할 수 있다. 물체를 들어 올리고, 손을 앞으로 뻗고, 밀고, 잡아당기고, 운반하는 데 물체가 가까이 위치하는 것 이외에 가능한 한 우리 신체의 중력중심을 물체의 중력중심과 가

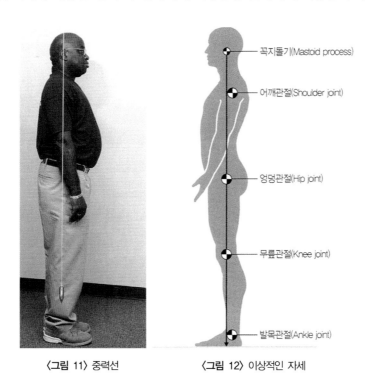

〈그림 11〉 중력선   〈그림 12〉 이상적인 자세

까이해야 한다. 두 중력의 중심을 서로 가까이하는 것이 물체를 운반하고 움직이는 데 필요한 회전력을 감소시키는 데 도움이 되며 근육이 수축하는 데 적은 에너지가 필요하고 따라서 덜 긴장하게 되며 더 효율적으로 기능할 수 있다.

중력중심은 몸 또는 물체의 질량이 집중된 부위이다. 따라서 중력중심은 가장 무거운 부분으로 새로운 자세로 움직이거나 자세를 바꿀 때 가장 이동시키기 어렵다. 중력의 중심을 이동시키기보다는 물체의 중력중심을 이동시키는 것이 훨씬 쉽다. 운동을 시행하기 전에 자신의 중력중심을 이동시키기보다는 환자 침대의 중력중심을 조정하기 위해 침대를 올리거나 내리는 것이 예이다.

이동 시 자세의 안전성을 유지시키는 것이 중요하다. 지지면을 증가시키거나 중력중심점을 낮추고, 지지점 안에서 중력선을 유지하고, 활동을 수행하기 전에 운동의 방향선에 따라 발을 위치시킴으로써 이러한 일을 수행할 수 있다. 발의 위치는 앞과 뒤로(한 발이 다른 발 앞에 위치) 또는 안쪽과 바깥쪽으로 크게 벌리거나(두 발을 옆쪽으로 크게 벌리는 것) 했을 때 지지면이 증가하며 이러한 자세는 안정성을 증가시키기 위해 지지면 안에서 중력선을 유지하는 데 도움이 된다.

중력선은 머리에서 시작해 골반에 있는 중력중심을 통과하는 가상의 선이다. 이 선은 중력중심의 수직 위치를 나타낸다. 수직 중력선은 바닥 지지면 안(발 사이)에 위치해야 한다. 수직 중력선은 중력중심을 변경시키는 활동에 의해 영향을 받는다. 예를 들면 한 발로 서게 될 때 다른 발을 들기 전에 그 발쪽으로 무게중심을 이동시켜야 한다. 몸무게를 이동시키지 못하면 몸무게 중심이 발 지지점 안에 위치하지 않기 때문에 균형을 잃게 된다. 환자의 바닥 지지면을 보행 시 안정성을 증가시키기 위해 목발, 지팡이, 보행기 등을 사용함으로써 좋게 할 수 있다.

중력중심 이동의 또 다른 예는 물체를 잡기 위해 손을 뻗을 때다. 손으로 물체를 잡기 위해 지지면 바닥을 조절해야 하며 균형과 안정성을 유지하기 위해 더 많은 근육을 사용해야 한다. 지지면 바닥을 넓히는 한 가지 방법은 서 있는 자세에서 넓히는 것이다. 두 발이 서로 가까울수록 더 불안한 자세가 된다. 쭈그린 자세, 굽히는 자세, 무릎 굽히기를 할 때 중력중심이 내려가며 안정성이 증가한다. 중력중심이 높이 있는 물체는 불안정하다.

높고 긴 축 형태로 된 장비는 수직중력선을 내리기 위해 무게가 나가는 지지면을 가지고 있다. 즉, 물체에 가까이 다가가거나 물체를 인체 가까이 위치하게 하며, 인체의 지지면을 증가시킨다. 물건을 들어올리고, 끌고, 손을 뻗을 때, 운반하기 전에 무릎에 가깝게 위치하거나 물체를 가깝게 하고 지지면을 넓히고 물체의 중력중심을 자신의 무게 중심에 가깝게 위치하게 한다.

스스로를 정신적·육체적으로 준비하고 동작을 수행하는 데 요구되는 일련의 상황과 운동을 위한 계획을 세운다. 예를 들면 물건을 움직이기 전에 물건을 미끄러뜨리거나, 기울이거나, 부분적으로 들거나 해서 물체의 대략의 무게를 확인한다. 안에 든 내용물을 확인하거나 또는 인쇄되어 있는 내용물과 무게에 대한 정보를 읽음으로써 예측해 볼 수도 있다.

물체를 이동시키기 전에 이동 기술 중 가장 좋은 방법을 택한다. 들기보다는 물체를 굴리거나 미는 것이 더 좋을지 등을 생각해본다. 또 이동시키는 과정을 잘 계획해야 하며 장애물을 제거하고 A지점에서 B지점으로의 이동경로가 잘 확보되어야 한다. 또한 이동 거리, 도움을 받을지의 여부 또는 장비의 사용 여부가 결정되어야 하며, 물체의 놓이는 위치가 확보되어야 한다. 중력과 운동량은 필요할 때 사용할 수 있다. 운동량을 발생시키기 위해 물체를 앞뒤로 흔드는 것이 도움이 될 수 있으며, 무거운 물체의 높이를 낮추기 위해 경사대를 사용할 수 있다. 에너지를 절약하기 위해 위의 내용물에 적절하다면 드는 것 대신에 물체를 굴리거나, 미끄러뜨리고, 밀고, 끌어당기는 것이 좋다.

케어기버는 활동을 실행하기 전에 자신이 해야 할 일에 대해 정확히 알아야 한다. 무엇을, 어떻게, 언제할지에 대해 배워야 하며 훈련받아야 한다. 지시사항을 반복하면 역할에 대한 이해 정도나 기대된 행위를 확인하는 데 도움이 된다. 케어기버가 환자를 돌보고 있다면 활동을 수행하는 데 리더나 중재자의 역할을 한다. 지시사항은 간략하고, 짧으며, 동작에 발맞추어져야 한다. 예를 들어 '일어나세요', '당기세요', '하나, 둘, 셋 하면 힘을 주세요'와 같은 명령어를 사용하여 활동을 이끌어내도록 하는 것이 매우 도움이 된다는 것을 알게 될 것이다.

활동 시 이상한 행동을 예측하거나 예측하지 못한 것 등에 관심을 집중하는 것이 필요하다. 환자가 과거에 최소한의 도움으로 이동을 성공적으로 수행했다 하더라도 최대한의 도움이 필요하도록 준비하는 것이 필요하다. 환자가 안전하고 지속적으로 행위를 수행할 수 있을 때까지 안내하고 도와줘야 한다.

환자와 케어기버의 안전은 환자를 잘 위치시키고 활동 시 필요한 장비를 잘 점검함으로써 지켜질 수 있다. 환자 이동 시 환자의 능력을 잘 평가함으로써 더 안전하게 이동시킬 수 있다. 호이스트(hoist), 이동판(transfer board), 바퀴 달린 침대(wheeled stretcher), 카트(cart)와 같은 기계장비를 활용하거나, 물체를 올리거나 내리는 것, 이동 거리를 줄이는 것, 중력이나 운동량을 이용하는 것을 사용해 이동을 더 안전하고 쉽게 할 수 있다. 도움은 혼자서 안전하게 수행할 수 없는 행위를 할 때 필요하다.

물체를 들어 올리고, 손을 앞으로 뻗고, 밀고 또는 운반하기 전에 몇 가지 주의사항을 알아야 한다. 들어 올릴 때, 손을 뻗을 때 몸통을 숙이면서 비트는 동작을 피해야 한다. 긴 시간 동안 몸통을 구부리는 것은 근육, 인대, 몸통의 뒤쪽, 때때로 다리에 대한 스트레스와 긴장을 발생시킨다. 물체가 허리 아래에 있어 들어 올릴 때 몸통이 숙여지는 것을 피하기 위해 무릎을 굽히거나 물체를 올려야 한다. 머리 위의 물체를 꺼낼 때에는 낮은 의자나 사다리를 이용해야 한다.

환자의 안전을 위해 본인이 가지고 있는 신체적인 능력 안에서 일을 수행해야 한다. 따라서 크고 무거운 물체를 들어 올리거나 운반할 때는 사람 또는 기계의 도움을 받도록 한다. 주된 목표는 최소한의 스트레스와 긴장을 줄여, 일을 안전하고 효율적으로 수행하는 것이다. 환자와 케어기버에 대한 적절한 생체 역학의 사용, 좋은 자세, 명확하고 분명한 지시의 사용은 배워야 한다. 다음에 간략하게 다시 정리를 해보자.

신체 역학을 적용하기 위해서는 인체의 골격구조에 대한 이해가 있어야 한다.<그림 13> 그리고 관절을 중심으로 운동면이 발생되며 움직임의 원천은 근육의 수축에서 에너지를 만든다.

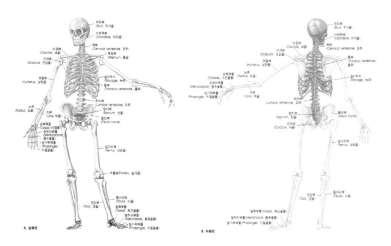

〈그림 13〉 인체 골격(붉은색은 몸통뼈대, 흰색은 팔다리뼈대/좌측은 앞쪽 면, 우측은 뒤쪽 면)

□ 신체 역학 어떻게 사용해야 할까요?

- 동작에 대한 정신적 신체적인 계획을 세운다.

- 짧은 지렛대 팔을 사용하기 위해 물체를 가깝게 한다.

- 안정성과 균형을 유지하기 위해 지면에 닿는 면 안에 수직 중력
  선(VGL)이 지지면(BOS) 안에 들어오게 한다.

- 물체를 잘 조절하기 위해 물체의 중력중심을 인체의 중력중심과
  가깝게 한다.

- 다리와 몸통의 큰 근육을 사용하고 정상적인 허리 곡선을 유지한
  다. 즉 허리를 펴고, 다리를 약간 굽혀 기마자세를 취한다.

- 물체를 들기보다는 굴리고, 밀고, 끌고 미끄러뜨린다.

- 들거나 팔을 뻗을 때 동시에 몸통을 구부리고 비틀지 않는다.

- 신체적인 능력 안에서 활동을 수행한다. 과부하가 걸리면 다른
  방법을 모색하여 케어기버 신체에 무리가 가지 않도록 한다.

- 오랫동안 앉아 있었거나, 누워 있었고, 활동이 없었던 상태에서 갑자기 물건을 들지 마라. 먼저 다리와 허리를 위해 부드러운 스트레칭을 실시한다.
- 두 사람 이상이 물건을 들어 올릴 때는 어떻게, 언제 서로 도와야 하는지를 알려라. 사람의 도움이 가능하지 않을 때 장비를 사용한다.

(3) 들어 올리기 원리와 기술

일상생활 속에서 허리는 들어 올리거나 밀거나 당기는 일을 하면서, 가장 빈번하게 부상이 일어나는 부위이다. 또한 직립보행을 하는 인간에게 있어 가장 중요한 위치이다. 허리에 대한 스트레스는 들어 올릴 때의 자세위치, 들어 올리는 물체의 크기나 무게, 동작의 반복 여부, 허리 부위의 신체적인 상황, 굽힌 허리가 얼마나 지탱할 수 있는가 등에 의해 좌우된다. 이러한 스트레스는 허리에 대한 불쾌감, 통증, 장애를 일으키게 된다. 통증에 민감한 허리 부위는 다양한 인대, 허리 뒤 부분의 근막, 척추 추간판의 섬유질, 척추의 작은 관절, 신경근, 근 조직, 척추 몸체 등이다. 따라서 물건을 반복해서 드는 작업에 종사하는 사람은 부상을 방지하기 위해 올바른 자세에 대해 훈련을 받아야 한다. 부상은 물건을 한 번에 들 때, 부적절하게 들어 올릴 때, 반복적인 들어 올리기에서 생길 수 있다. 대부분의 아래 허리 부상은 반복된 들어 올리기나 가벼운 물건을 여러 번 들어 올리면서 똑같은 근육을 반복해 사용해서 작은 부상이 축적됨으로써 생길 수 있다. 드는 것과 연관된 부상의 결과로 일어나는 기능부전을 방지하기 위해서는 평소에 우리 몸을 잘 단련하고, 적절히 영양을 섭취하며, 적절한 휴식과 잠자리 습관, 좋은 자세와 적절한 신체 역학의 사용이 필요하다.

허리 벨트는 반복해서 물건을 드는 직업에 종사하는 사람들을 위해 부상 방지의 목적으로 사용된다. 적절히 사용될 때 척추에서 압력을 증가시키며 물건을 들 때 착용한 사람으로 하여금 적절한 신체 역학을 사용하도록 자극을 주는 역할을 한다. 특히 물건을 들 때는 외부로부터의 도움을 받는 것보다는 적절한 신체 역학을 사용하고 주의사항을 따르는 것이 더 중요하다.

들어 올리기의 나쁜자세는 물건의 무게중심이 지나치게 인체의 무게중심과 멀리 떨어지게 잡거나, 바닥에 놓인 물건을 무릎을 구부리지 않고, 팔과 허리힘으로 위로 들어올릴 때 볼 수 있다.<그림 14>

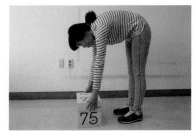 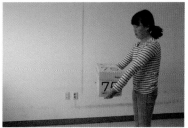

〈그림 14〉 들어 올리기의 나쁜 자세

물건을 들어 올릴 때 허리뼈는 정상적인 척추앞굽이(lordosis)를 유지하는 것이 중요하다. 이러한 자세는 엉덩이관절, 무릎관절을 부분적으로 또는 완전히 굽히는 것과 함께 사용될 경우 허리에 대한 스트레스를 줄이며 들어 올리기 동작 시 허리에서 앞으로 쏠리는 것을 줄일 수 있다. 물건을 들어 올릴 때 엉덩이관절과 무릎관절을 펴고 허리를 앞으로 구부리는 동작은 허리 부분에 많은 스트레스를 준다. 엉덩이관절과 무릎관절을 구부리는 동작은 물체의 중력중심과 더 가까이하면서 다리에 있는 근육이 더 효율적으로 사용되도록 만든다. 처음 물건을 들어 올릴 때 복부의 등척성(isometric) 수축은 복부 내의 압력을 증가시켜 폐 실린더를 자극하며 허리 부분에 부담을 감소시키면 안정성을 증가시킨다. 허리부상을 방지하는 것은 불가능하지만 환자 교육과 적절한 연습은 부상을 방지하고 기능의 손실을 방지할 수 있다.

□ **들어 올리기는 어떻게 해야 하나요?**

① 깊이 쭈그리면서 들어 올리는 기술

무릎 아래로 엉덩이관절을 위치하는 자세이다. 발은 물건 사이에 위치하며 팔은 서로 평행하게 한다. 물건의 양 바깥쪽, 손잡이 또는 밑을 잡는다. 몸통은 수직으로 위치하며 허리는 앞굽은 상태를 유지한다.<그림 15>

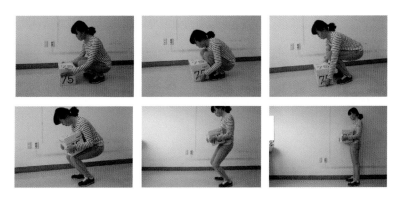

〈그림 15〉 깊이 쭈그리면서 들어 올리는 기술

② 힘 있게 들어 올리는 기술

반 정도 쪼그린 자세를 취하는 것으로 엉덩이관절이 무릎 위로 위치한다. 발은 서로 평행하여 물체 뒤에 위치하며 팔은 서로 평행을 유지한다. 드는 사람의 두 손은 물체 뒤에 위치하며 팔은 서로 평행하게 한다. 드는 사람의 두 손은 물체의 손잡이나 물체의 바닥을 잡는다. 몸통은 수평보다는 수직으로 위치하며 허리는 앞굽은 상태를 유지한다.<그림 16>

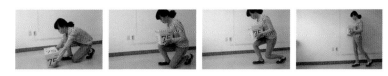

〈그림 16〉 힘 있게 들어 올리는 기술

③ 다리를 펴면서 들어 올리는 기술

무릎은 약간 구부리며 또는 편다. 다리는 서로 평행하게 하며 물건 사이에 위치한다. 팔은 서로 평행하게 하거나 물건 사이에 위치하며 물건의 바깥쪽을 잡는다. 몸통은 수직이거나 수평을 유지하며 척추는 정상 곡선을 유지한다.

④ 다리 하나로 펴면서 들어 올리는 기술

팔 하나를 사용해 쉽게 들어 올릴 수 있는 물체에 사용한다. 물건을 바라보고 몸무게를 앞다리로 쏠리게 한다. 물건을 잡기 위해 몸무게를 지탱하는 다리에서 엉덩이관절과 무릎관절에서 약간 구부리며 무게를 지탱하지 않는 관절은 몸통이 앞으로 쏠리는 것을 방지하기 위해 편다. 골프 선수가 골프홀에서 공을 집는 것과 같은 동작으로 물건을 잡는다.

⑤ 무릎을 반쯤 구부리면서 들어 올리는 기술

구부리는 동작을 수행하기 위해선 한쪽 무릎을 다른 무릎 뒤에 위치하며, 반대편 다리는 발을 평평하게, 엉덩이관절과 무릎은 약 90°로 구부린 다음 물체의 한쪽에 위치하게 한다. 팔로 물체를 집어서 구부린 다리의 넙다리에 올려놓고 구부린 다리로 서기 전에 몸통에 가까이 붙인다. 일어서면서 반대편 다리는 몸통을 일으키는 것을 돕는다. 허리는 정상적인 커브를 유지한다. 이 자세는 서기 전에 물체를 가까이하는 데 도움을 준다. 키가 작은 사람들, 팔의 힘이 부족한 사람에게 유용하게 쓰일 수 있다. 하지만 무릎을 구부리면 증상이 악화될 수 있는 사람들은 피해야 하며 넙다리 위에서 물체를 위치시키기 위해 몸통을 비트는 동작은 피해야 한다.

⑥ 전통적인 들어 올리기

전통적인 들어 올리기를 위해서는 물체 양쪽에서 발을 앞과 뒤로 맞추고 물체를 마주보며 다리는 깊은 웅크리기 자세를 취한다. 이러한 자세에서 발바닥 지면이 넓어지므로 기저면이 커져 중력중심의 이동이 안정화되어 들어 올리기 동작이 편안해진다. 양발을 평행하게 한 후 물체의 바닥을 쥔다. 팔의 굽힘근을 사용해서 물체를 들어 올리며 다리를 사용하여 엉덩이관절과 무릎을 펴면서 몸통을 들어 올린다. 그리고 다리를 사용하는 엉덩이관절과 무릎을 펴면서 몸통을 들어 올린다. 물체는 몸통과 가까이 위치해야 하며 허리는 정상 곡선을 유지한다. 이러한 방법은 안정성을 제공하며 서기 위해 다리의 큰 근육을 이용한다. 드는 동작은 허리가 아닌 다리를 사용해서 이루어져야 한다. 이를 위해서는 다리에 의해 몸통이 먼저 일어나기 전에 엉덩이나 골반이 먼저 일어나서는 안 되며 항상 정상적인 허리 곡선이 유지되어야 한다.

⑦ 굽히면서 들어 올리는 기술

물체가 허리 아래에 놓여 있고 쭈그리는 자세 없이 잡을 수 있으면 굽히면서 들어 올리기를 할 수 있다. 허리를 정상 곡선으로 유지하며 엉덩이와 무릎을 부분적으로 구부린다. 물체를 잡으면서 다리를 이용하여 들어 올린다. 안정성과 균형감을 증가시키기 위해 발은 어깨 너비 정도로 벌리고 발을 약간 앞뒤로 해서 선다. 물체를 한쪽 팔로 들어 올리면서 다른 팔은 지지와 균형을 위해 사용한다. 이러한 방법은 깊은 쭈그린 자세나 완전 쭈그린 자세보다 에너지 소비가 적다.

□ **물건을 들어 올릴 때는 어떻게 해야 하나요?**
- 엉덩이 아래의 물체를 들어 올릴 때는 몸이나 무릎을 구부린다.

- 균형과 안정성을 높이기 위해 지지면을 넓힌다.
- 물건을 들어 올리기 전에 물체에 가까이 이동하고 물건을 들어 올리고 몸 가까이 붙인 채 이동한다.
- 물건을 들어 올릴 때 허리의 정상 곡선을 유지한다.
- 마음속으로 들어 올리는 동작을 계획한다. 도움 없이도 안전하게 물건을 들어 올릴 수 있는지 확인한다. 물건을 들어 올리기 위한 충분한 공간을 확보한다. 물건을 들어 올리기 전에 물건의 무게를 시험해 본다.
- 들어 올리면서 허리를 돌리지 않는다. 대신 몸을 돌릴 때는 발을 축으로 하여 돈다.
- 빨리 또는 덜컥대는 동작으로 들지 않는다.
- 가능한 들어 올리기보다는 물체를 밀거나, 잡아당기거나, 미끄러뜨리거나, 굴린다. 끌기보다는 민다.
- 반복적으로 연속해서 드는 동작을 삼간다. 무거운 물체를 들어 올릴 때는 장비를 사용하거나 도움을 청한다.
- 일상생활 속에서 물건을 들어 올릴 때 주의한다. 허리에서 몸을 틀지 않고 허리를 굽히면서 들지 않으며 엉덩이관절과 무릎을 살짝 구부리고, 들기 전에 물체를 가깝게 한다.

(4) 밀기, 당기기, 손 뻗기, 운반하기

밀고 당기기 위해서는 몸을 약간 숙이고 무릎을 약간 구부린 자세를 취한다.<그림 17> 이러한 자세는 물체의 중력중심에 가까이하며,

중력중심을 낮추어 안정성을 증가시키고 에너지 소비를 감소시켜 물체를 잘 조절할 수 있다. 끌거나 당길 때는 물체가 이동하는 방향에 맞게 힘을 적용해야 한다. 이러한 방법을 통해 마찰을 줄이며 물체를 적절한 방향으로 이동시킨다. 처음에는 어떻게 하면 관성과 마찰, 벡터의 영향을 감소시키느냐가 중요하다. 계속해서 물체를 움직일 때보다 처음 물체를 이동시킬 때 많은 힘이 들어가므로 이를 예상하고 준비해야 한다. 이와 비슷하게 물체와 바닥의 접촉면을 감소하기 위해 물체를 기울이거나 또는 일부분을 들어 올리는 것은 물체와 바닥 사이의 마찰을 감소시킨다.

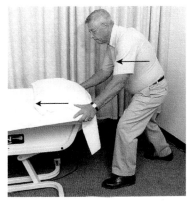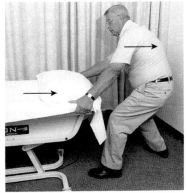

〈그림 17〉 물체를 미는 동작(좌), 물체를 당기는 동작(우)

운동의 벡터를 변화시키는 힘을 사용하여 물체의 운동 방향을 조절할 수 있다. 물체의 방향 이동은 한쪽 방향으로 더 많은 힘을 줌으로써 할 수 있으며 물체가 이동하는 방향에서 몸의 방향을 전환함으로써 각도를 바꿀 수 있다. 물체를 들거나 운반하기보다는 미끄러뜨리고 굴리며 또는 방향 전환하는 것이 에너지를 절약하는 데 유리하다.

어깨 또는 머리 위의 물체를 내리거나 올리는 것은 물체를 낮추거나 받침대나 사다리를 사용함으로써 힘을 절약할 수 있다. 이러한 행동은 인체의 중력중심과 들려고 하는 물체의 중력중심을 가깝게 하며 짧은 지레 팔을 사용하게 하여 허리의 긴장을 감소시킨다.

팔 길이 정도의 거리에 있는 물체는 긴 지레 팔에 의해 발생하는 회전력을 줄이기 위해 몸 가까이 끌어 당겨야 한다. 예를 들면 운동을 하기 전에 환자를 침대나 매트의 한가운데에서 가장자리로 움직일 때 또는 비스듬히 누워 있는 환자를 일으키거나 눕히거나 앉도록 도와줄 때 환자 가까이 몸이 다가가야 한다. 물체를 운반할 때 몸에 가까이 붙이고 물체의 무게 중심을 자신의 무게 중심에 가깝게 하면 짧은 지렛대 팔을 사용할 수 있다.

부피가 큰 물체는 접어서 중력중심을 한곳으로 모을 수 있게 하거나 또는 물체의 펴진 부분은 중심으로 위치시키도록 해야 한다. 등 또는 가슴에 물건을 이는 경우 가방 끈을 사용함으로써 힘을 분산시키며 무게를 중력중심에 가깝게 할 수 있다. 가방을 한쪽 어깨에 메는 것은 피해야 하는데 그 이유는 중력중심을 변화시켜 자세가 변하면 근육, 인대, 힘줄, 관절 면에 긴장을 줄 수 있다.

(5) 자세와 신체 조절

좋은 자세, 힘, 유연성은 요통과 허리의 부상을 방지한다. 만성관절염좌와 근육의 긴장은 잘못된 자세로 발생하며 근육과 관절에 지속적인 긴장이 원인이다. 신체적 상태가 저하된 경우 근력과 지구력의 손실을 가져오며, 손상의 원인과 긴장 없이 일을 수행하기 위해서는 근력과 지구력이 필요하다. 비록 좋은 자세라고 해도 한 가지 자세를 오래 취하면 피로가 온다. 무거운 물체를 집고 있는 동안 팔을 앞으로 뻗거나 등받이 없는 의자에 장기간 앉거나 너무 낮거나 멀리 떨어진 물체를 가지고 일하거나, 너무 딱딱한 침대나 푹 꺼진 침대에서 자는 것도 요통과 목에 통증을 발생하며 관절 범위에 제한을 줄 수 있다.

케어기버는 환자의 진단과 상관없이 앉고 서고 움직이는 동안 환자의 자세를 관찰해야 한다. 자세 검사 시 환자는 연추선 옆에 서며 추의 끈이 바깥쪽 복사뼈를 지나도록 해야 한다. 이상적인 배열은 가쪽 복사뼈의 약간 앞쪽, 무릎의 바깥쪽 중간지점에서 약간 앞쪽, 큰돌기, 몸통의 중간(척추 몸체 통과), 어깨 관절, 목뼈의 몸체, 귓불을 지나야 한다.(<그림 11>, <그림 12> 참조)

허리통증이 있었던 사람이나 직업적으로 허리부상을 자주 일으킬 수 있는 사람은 더 이상의 허리 부상이 발생하지 않도록 훈련을 받아야 한다. 앉아 있는 자세가 누워 있거나 서거나, 걷는 자세보다 더 많은 스트레스를 주기 때문에 일로 인해 오랫동안 앉아 있는 경우는 올바른 앉기 자세에 대해 교육을 받아야 한다.

올바른 앉은 자세를 유지할 경우 가장 좋은 점은 팔을 편안한 자세로 할 수 있고 머리가 앞으로 나온 자세를 교정할 수 있다. 오랫동안 앉은 자세는 피로를 야기하며 근골격계에 척추측만을 야기하기 때문에 피로를 낮출 수 있는 기술이 제시되어야 한다. 잘못된 자세를 교정하고, 좋은 영양, 체력, 스트레스 관리, 안정과 운동은 건강한 생활을 제공할 것이다. 개인에 대한 초기의 평가와 검사는 환자에 대한 교육이 시행되기 전에 실시되어야 한다.

건강한 허리에 도움이 되는 운동은 척추 후굴운동, 누운 자세에서 무릎을 가슴에 가져가는 운동, 부분적으로 윗몸일으키기, 뒤넙다리근 신장운동, 엉덩이관절 폄근 신장운동, 엎드려 팔굽혀 펴기, 벽 미끄럼 운동, 목 미끄럼운동, 목 신장운동 등이 있다. 허리의 스트레스를 줄이는 방법은 서 있는 동안 발판에 한쪽 발 올려놓기, 앉아 있는 동안 허리에 쿠션 또는 롤 대기 등이 있다. 환자에게 신체 역학의 사용에 대한 정보를 가르쳐 주어야 한다. 환자 교육 시 필요한 내용은 신체에 대한 적절한 컨디셔닝, 근육과 인대의 기능, 이완, 유연성, 근력강화운동과 유산소운동의 사용이 포함된다.

만성 과사용 증후군과 같은 특정 부위의 기능부전을 피하기 위해 일, 여가, 휴식을 균형 있게 하는 것이 중요하다. 또한 환자의 직장과 가정에서 환경을 평가하는 것이 중요하며 특정한 환경에 맞는 교육이 필요하다. 몸통을 숙이거나, 오랫동안 앉아 있고, 들어 올리고, 몸을 비트는 동작과 같이 허리에 스트레스를 주는 자세를 피하도록 한다.

□ **선자세에서 허리뼈는 어떻게 정렬되어야 하나요?**

대칭적인 선자세의 뒷면 영상에서 보면 허리뼈는 똑바르지만, 한쪽 다리에만 체중을 건 좌우 비대칭의 자세에서는 하중이 걸린 쪽의 엉덩이관절이 하중이 걸리지 않은 쪽의 엉덩이관절보다도 올라가고, 골반이 경사짐으로써 허리뼈는 지지하는 쪽으로 오목하게 된다. 이 허리뼈의 옆굽힘을 보정하기 위해 등뼈는 반대쪽으로 오목한 만곡, 즉 하중이 걸리지 않은 쪽으로 만곡을 취하고, 양 어깨의 선이 하중이 걸린 쪽으로 기운다. 대칭적인 자세에서는 양 어깨의 선이 수평이며 항상 명백한 엉치뼈 오목을 지나는 골반의 선에 평행이다. 몸통을 앞으로 굽힐 때 척추주위근이 우선 강력하게 수축하고, 이어서 볼기근 마지막으로 뒤넙다리근과 가자미근이 수축하는 것을 볼 수 있다. 앞굽힘의 마지막에서는 척추는 골반에 지지되어 있는 인대의 수동적 작용에 의해서 밖에는 안정화되지 않고, 골반은 뒤넙다리근에 의해서 앞경사가 억지되어 있다.<그림 18>

몸통을 똑바르게 할 때에는 우선 뒤넙다리근, 이어서 볼기근육 마지막으로 허리뼈와 등뼈의 근육이 반대로 수축된다. 똑바르게 선 자세에서 앞쪽으로의 약간의 불균형이 뒤쪽의 근육, 즉 종아리세갈래근(하퇴삼두근) 뒤넙다리근, 볼기근, 척추주위근의 강력한 수축에 의해서 제어되어 있으나 배근육은 이완하여 있고 목뼈의 근육군은 수축하여 있다.

무기력한 자세는 이완된 배근육으로 인해 복부를 돌출시키고 가슴은 움푹 들어가며 머리는 앞으로 기운다. 허리는 과도한 전방 굴곡으로 움푹 들어가고 등은 후방굴곡으로 둥글게 되며 목덜미는 목뼈의 과도한 전방굴곡으로 움푹 들어간다. 그렇다면 치료를 위해서는 근육의 긴장을 높혀야 한다. 뒤넙다리근을 수축시키고 볼기근육을 긴장시키며 척추주위근을 끌어당겨 양 어깨를 뒤로 젖히고 수평선을 바라보는 것이다. 무기력한 자세는 변형과 구축을 초래한다.

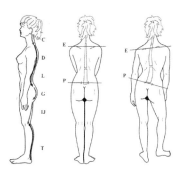

〈그림 18〉 선 자세에서의 척추뼈의 정역학

PART 3

환자의 자세

환자의 자세

환자의 자세는 일상생활 속에서 안정을 취하거나 활동을 할 때 반드시 고려되어야 한다. 환자를 잘못된 자세로 계속 생활하게 되면 연부조직의 구축(contracture)을 발생시킬 수 있다는 것을 알아야 한다. 그러므로 중환자인 경우는 환자의 자세를 매 두 시간마다 자주 바꿔줌으로써 구축을 예방할 수 있으며, 피부와 피하조직, 순환계, 신경계, 림프계의 압박을 경감시킨다. 뼈 돌출부위를 덮고 있는 조직에 가장 많은 압박이 발생한다.

케어기버는 압박에 대한 감각이 저하된 환자, 독립적으로 자세를 바꿀 수 없는 환자, 뼈 돌출부위에 연부 조직이 적은 환자, 자신의 불편함을 표현하지 못하거나 또는 의사소통을 할 수 없는 환자들이 자세를 취할 때에는 주의해야 한다. 환자의 몸통, 머리와 팔다리들을 보호해야 하며, 안정된 상태가 되어야 하고, 환자의 신체 기능을 효율적으로 강화시키기 위해 팔 다리 뼈대들의 적절한 정렬은 잘 유지해주어야 한다.

케어기버는 환자가 무엇을 해야 하는지, 어떻게 치료대에 누워야 하는지, 가운이나 몸을 가리는 방법을 어떻게 해야 하는지를 정확하게 설명해 주어야 한다.

피부에 압박을 줄이고 신체를 지지 또는 안정시키기 위해 사용되는 보조장비는 베개, 쿠션 등이 있다. 이것으로 인해 환자의 관절, 인대, 근육, 힘줄, 결합조직 및 신경계 긴장을 감소시킬 수 있다. 단단한 매트리스는 적절한 자세를 유지하는 데 도움이 된다. 환자가 앉거나 눕는 바닥의 종류를 결정할 때에는 환자의 상태와 자세를 바꿀 수 있는 능력이 고려되어야 한다.

□ **적절한 자세는 왜 필요할까요?**
- 연부조직과 압박, 관절구축을 예방한다.
- 환자에게 편안함을 제공한다.
- 환자의 체간과 팔다리에 안정성과 지지를 제공한다.
- 환자의 신체조직 기능을 효율적으로 증진시킨다.
- 연부조직, 뼈 돌출부위, 순환계와 신경학적 구조에 장기간의 압박을 경감시킨다.

(1) 환자의 자세 취하기

감각 상실이나 감소, 마비, 피부감각의 저하, 영양부족, 순환 장애 및 구축이 발생할 수 있는 원인환자의 증상들은 자세를 취하는 데 특별한 주의가 요구된다. 빨갛게 된 부위는 압박받고 있는 부위를 나타내고, 창백한 부위는 심각한 상태 또는 위험할 정도의 압박을 받는 것을 나타낸다. 환자가 무감각이나 저림을 호소하면 국소적인 부종과 같이 과도하게 압박받고 있다는 것을 나타낸다. 연부조직의 국소적인 압력, 특히 뼈 돌출부위의 연부조직 압박은 국소의 허혈(ischemia)을 발생시키고, 이러한 상태가 오랫동안 유지되면 연부조직은 괴사(necrosis)를 일으킬 수 있다. 케어기버는 이러한 요인들에 노출된 상태를 가진 환자를 치료할 때 가능성 있는 문제를 정확히 알고 있어야 한다.

환자가 구르거나 넘어지는 것을 막고 외상을 예방하기 위해 안전장치나 안전벨트를 이용할 수 있다. 그러나, 이런 것들은 단시간만 이용하는 것을 권장하고, 오랫동안 환자들에게 이용해서는 안 된다. 혼수, 경직(spasticity)을 경험한 환자, 마비(paralysis) 환자 또는 정신적으로나 육체적으로 안전한 자세를 유지할 수 없는 환자들은 일시적으로 안전벨트나 보호적인 자세가 필요할 수도 있다. 환자를 위험에서 보호하거나, 지키기 위해 제한이 필요할 때 이용할 수 있다.

환자가 침대에서 취할 수 있는 자세는 바로 누운 자세, 엎드린 자세, 옆으로 누운 자세, 앉은 자세가 있다.

1) 바로 누운 자세

환자의 머리 밑에 작은 베개 또는 경추받침(cervical roll)을 댄다. 그러나 목과 흉곽 상부의 과도한 굽힘(flexion)이나 어깨뼈벌림(round shoulder)이 되는 것은 피한다. 허리전만을 감소시키며 편안함을 증진시키기 위해 작은 베개, 타월말이, 작은 덧베개(bolster)를 무릎 밑에 댈 수 있다. 일부 환자들은 작은 허리받침이나 베개 등을 이용하기를 원한다. 하지만 무릎 뒤에 사용되는 것은 엉덩이관절과 무릎관절의 굽힘이 일어나 엉덩허리근(iliopsoas, 엉덩이관절 굽힘근)과 뒤넙다리근(hamstring, 무릎관절 굽힘근)의 구축을 유발시킬 수 있다. 이러한 자세는 장시간 유지되면 안 된다. 작은 타월말이나 작은 덧베개는 발꿈치에 압력을 해소시키기 위해 환자의 발목 밑에 사용할 수 있으나 무릎이 젖힘(hyperdxtension) 되는 것은 피해야 한다.

환자의 팔을 베개 위에 올려놓거나 환자를 편하게 하기 위해 팔 자세를 다양한 형태로 취할 수 있다. 환자의 측면이나 reverse T 자세, 환자의 가슴 위에 둘 수 있다. 환자의 체간과 팔다리 등은 매트나 치료대 위에 모두 지지되어야 한다. 체간과 팔다리의 한 부위도 침대 밖을 넘어가면 안 된다. 만약에 환자의 손 또는 발이 침대 밖으로 내밀어졌을 때에 큰 기구의 일부분이나 다른 물체에 의해 부딪혀 외상이 발생할 수도 있다. 그리고 중력에 노출이 되므로 시간이 지날수록 연부조직의 강직이 나타난다. 환자의 손과 발을 보호할 수 없으면 침대 밖으로 나가는 자세를 위해서는 안 된다. 환자가 누워 있는 장소가 커튼에 가려져 있거나, 기구들을 옮기거나 지나다니는 사람들의 통로에 환자의 발이 나와 있다면 발이 침대 밖으로 나가지 않도록 특히 주의해야 한다.

□ 바로 누운 자세에서 가장 압박을 받을 수 있는 부위

뒤통수결절(occipital tuberosity), 어깨뼈가시와 어깨뼈아래각(spine and inferior angle of scapula), 척추뼈 가시돌기(spinous process of vertebrae), 뒤엉덩뼈능선(posteior iliac crest), 엉치뼈(sacrum), 발뒤꿈치(posteior calcaneous)이다.

2) 엎드려 누운 자세

작은 베개 또는 타월말이를 환자의 머리 밑에 놓거나 환자의 머리를 왼쪽 또는 오른쪽으로 돌린다. 환자의 아랫배에 베개를 놓는 것은 환자의 허리앞굽이(lordosis)를 감소시킨다. 타월말이는 어깨뼈 모음을 위해 양쪽 어깨 밑에 놓아 어깨뼈 가시 사이근의 긴장을 감소시키고 위팔뼈머리를 보호해준다. 베개, 타월 또는 작은 받침을 환자의 발목 밑에 놓는 것은 뒤넙다리근의 긴장을 감소시키고 골반과 허리를 이완시킨다. 발목에 놓인 베개는 무릎을 굽혀서 넙다리근의 구축을 유발시킬 수 있다. 이러한 구축이 일어나는 것을 방지하기 위해 이 자세는 장시간 유지되어서는 안 된다. 환자의 팔들은 환자의 편안함을 위한 자세를 취할 수 있다. T자세, 머리 밑에 손 넣기 등이 있다.

□ 엎드려 누운 자세에서 가장 압박을 받을 수 있는 부위

위팔뼈 앞머리(anterior head of humerus), 복장뼈(sternum), 위앞 엉덩뼈 가시(anterior superior iliac spine), 무릎뼈(patella), 정강뼈능(crest of the tibia), 발등(dorsun of the foot)

3) 옆으로 누운 자세

환자는 머리, 체간, 골반을 정렬시킨 자세로 침대나 매트 가운데에 눕는다. 환자의 다리는 엉덩이관절과 무릎관절을 굽힌다. 위쪽 다리는 하나 또는 두 개의 베개로 받쳐주고, 아래쪽 다리는 약간 앞쪽으로 위치하게 한다. 아래쪽 다리는 환자의 골반과 아래몸통의 안정성

을 제공한다. 환자의 머리를 받쳐주기 위해 하나 또는 두 개의 베개를 사용한다. 환자의 가슴 앞에 놓는 접은 베개는 위쪽 팔을 지지하기 위해 사용되고, 환자가 엎드리게 되는 것을 막아준다. 접은 베개를 환자의 몸통 뒷면을 따라 길게 놓는 것은 환자가 바로 누운 자세로 돌아가는 것을 막는 데 필요하다.

만약에 환자가 독립적으로 안전하게 옆으로 누운 자세를 유지할 수 없을 것이라고 생각되면 안전벨트 또는 덧베개를 이용할 수 있다. 팔의 아래쪽은 환자의 편안함과 안정성을 증가시킬 수 있는 자세를 취할 수 있다. 압박에 의한 궤양이 우려되는 환자는 돌기에 가해지는 직접적인 압박을 피할 수 있도록 자세를 취해주어야 한다. 이것은 약간 기대 누운 모습을 취함으로써 가능해진다.

□ 옆으로 누운 자세에서 가장 압박을 받을 수 있는 부위

가쪽 귀(lateral aspect of ear), 봉우리돌기(acromion process), 넙다리뼈 큰돌기(greater trochanter), 위쪽 넙다리뼈 안쪽 관절융기(upper, medial condyle of greater trochanter), 아래쪽 넙다리뼈 가쪽 관절융기(lower, lateral condyle of greater trochanter), 위쪽 정강뼈 망치뼈(tibial malleolus), 아래쪽 종아리뼈 망치뼈(tibial malleous)

위쪽의 다리가 반대쪽 다리 바로 위에 놓이면 아래쪽 넙다리뼈 안쪽 관절융기와 정강뼈망치뼈이다.

4) 앉은 자세

환자의 체간은 충분히 지지되고 안정성이 있는 의자에 앉혀야 하

며 베개, 안전띠, 등받이 의자 또는 치료 테이블을 앞으로 경사진 상태에서 체간의 안정성을 제공할 수 있다. 환자의 다리는 두 발을 발받침대, 휠체어의 발 받침대 또는 바닥에 의해 지지된다. 대퇴 후면 먼쪽의 조직과 심부조직이 의자나 휠체어의 모서리에서 과도한 압박을 받지 않도록 한다. 환자가 치료대에 체간을 기댄 자세로 치료를 받을 때 하나 이상의 베개들을 사용하여 몸통의 앞쪽을 지지할 수 있다. 환자가 의자의 등받이에 기대앉은 자세에서는 하나 이상의 베개들을 환자의 등 뒤에 사용할 수 있다. 환자의 팔등은 베개 위, 의자의 팔 받침대, 치료 테이블, 무릎판이나 환자의 무릎 위에 놓인 베개 위에 지지될 수 있다. 환자 뒤로 쉽게 접근하기 위해서는 환자는 팔 받침대가 없는 의자에서 등받이가 왼쪽이나 오른쪽으로 향하도록 앉는다.

□ **앉은 자세에서 가장 압박을 받을 수 있는 부위**

궁둥뼈결절(ischial tuberosity) 및 대퇴후면

등받이에 기댔을 경우에는 척추뼈 가시돌기(spinous process)

팔꿈치를 무릎한과 같은 딱딱한 곳에 올려놓고 있다면 위팔뼈 안쪽 위관절 융기(humeral medial epicondyle)

환자 자세들은 다양한 구조에 과도한 스트레스나 긴장을 증가시키고, 연부조직의 구축이나 환자에게 불편을 일으킬 수 있다. 피부에 자극이나 파괴가 쉽게 일어날 수 있는 환자들은 세심하게 관찰해야 한다. 팔꿈치 보호장비, 발판, 의자 쿠션, 무릎판, 어깨걸이, 부목, 덧베개와 같은 자세보조기들은 연부조직의 긴장을 감소시키며, 관절이나 신체부위를 지지하고 안정시키는 데 도움이 될 수 있으며 또한 한 부

위의 압박을 해소시키며 고정시키는 데 유용하다.

　보호 장비나 부목의 띠(strap)가 너무 조이면 말초혈관의 순환을 방해할 수 있다. 그러므로 장시간 한 자세로 유지할 수 없다. 순환이나 호흡작용 등에 장애가 있을 수 있으며, 피부는 자세로 인해 발생하는 압박이나 전단력 때문에 쉽게 질환이 발생될 수 있다. 환자들은 자세를 바꾸어야 하는 필요성을 감지하는 능력이 결여될 수도 있다. 또한 도움 없이 자세를 바꿀 수도 없다. 이러한 환자는 자세와 관련된 부작용을 피하기 위해 자주 관찰해야 한다. 특히 욕창 호발 부위를 세심하게 체크해야 한다.<그림 19>

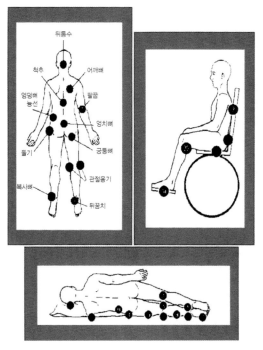

〈그림 19〉 욕창 호발 부위

(2) 예방 자세 취하기

환자의 자세는 과도하거나 오랫동안 지속되는 압박을 피하기 위해, 구축 발생을 감소시키기 위해, 자세의 잘못된 정렬을 피하기 위해 다른 부작용을 피하기 위해 자주 바꿔줘야 한다. 환자의 기능적인 능력과 역량의 저하는 부적절한 자세 테크닉에 의해 유발되며, 이러한 현상들은 환자의 독립성과 삶의 질에 영향을 미칠 수 있다. 취해진 자세가 반드시 피해야 하는 질환은 다음과 같다.

1) 무릎위(transfemoral) 절단

무릎관절 이상을 절단한 환자들은 장시간의 엉덩이관절 굽힘은 반드시 피해야 한다. 절단부는 환자가 바로 누운 자세에서는 매시간 몇 분 이상 베개 위에 올려놓거나 환자가 앉아 있는 자세에서 시간당 40분 이상을 허용되어서는 안 된다. 이러한 자세는 환자의 엉덩이관절 굽힘근에 구축을 촉진시킬 수 있다. 만약에 이 굽힘근에 구축이 일어나면 환자는 보행을 위한 의족을 사용하는 것이 매우 어려울 수 있으며, 심한 경우 의족을 사용하는 것이 불가능해질 수도 있다.

절단단의 엉덩이관절 벌림은 엉덩이관절 벌림근의 구축을 예방하기 위해 피해야 한다. 만약 이 근육에 구축이 발생하면 환자는 의족을 사용한 보행이 어려워진다. 환자의 골반이 균형 잡힌 자세를 유지하도록 하고, 몸통은 허리의 불편함을 피하기 위해 기대거나 비정상적인 자세를 취하게 될 때에는 바른 신체의 정렬을 유지하도록 격려해 주어야 한다. 환자가 서 있거나 기대 있을 때 환자들은 남아 있는 부분을 펼친 상태로 유지해야 하며, 주기적으로 엎드린 자세를 취하도록 권장한다.

2) 무릎아래(transtibial) 절단

무릎관절 이하를 절단한 환자들은 장시간의 엉덩이관절과 무릎관절의 굽힘을 피해야 한다. 절단단은 환자가 바로 누운 자세에서는 매시간 몇 분 이상 베개 위에 올려놓아서는 안 된다. 만약 절단단이 올려져 있다면 무릎관절은 반드시 펼침 상태로 유지되어야 한다. 환자가 앉아 있도록 허용될 수 있는 시간은 매시간 40분 이상 유지되면 안 된다. 이러한 자세들은 환자의 엉덩이관절과 뒤넙다리근의 굽힘근에 구축을 촉진시킨다. 만약 이 근육들이 구축된다면 환자는 절단된 다리에 의족을 사용하는 것이 매우 어렵다. 심한 경우 의족사용이 불가능해질 수도 있다. 환자가 앉거나 서거나 기대어 있을 때에는 무릎관절을 펼친 상태로 유지해야 하며 주기적으로 엎드린 자세를 취하도록 권장한다.

3) 편마비

환자의 팔이 침범되었을 때 지속적인 어깨관절의 모음과 안쪽 돌림, 팔꿉관절의 굽힘, 아래팔뒤침과 엎침, 손목 손가락 엄지손가락 굽힘, 손가락과 엄지손가락의 모음은 피해야 한다. 이러한 자세들은 근경직, 길항근의 기능 감소, 능동·수동운동의 결핍이 원인이 되어 연부조직의 구축을 유발시킬 수 있다. 침범된 팔을 지지하기 위해 사용하는 팔걸이는 어깨관절의 모음과 안쪽돌림을 만들고, 팔꿉관절은 굽히고, 아래팔은 회내, 손목과 손가락은 굽혀준다.

환자의 다리에 침범되었을 때에는 지속적인 엉덩이관절과 무릎관절의 굽힘, 엉덩이관절 바깥돌림, 발목의 발바닥 굽힘과 내반은 반드시 피해야 한다. 이러한 자세들은 근경직, 길항근 기능감소와 능동 또는 수동운동의 결핍으로 인해 연부조직의 구축을 일으킬 수 있다. 구축이 일어나면 다리의 잠재기능이 감소될 수 있다. 그러므로 다리는 엉덩이관절과 무릎관절의 폄, 엉덩이관절의 모음과 안쪽돌림, 발목의 등쪽 굽힘과 외반의 다양한 각도로 자세가 취해져야 한다. 앉아 있거나 누워 있을 때 환자의 머리와 체간의 정상적인 정렬은 유지되어야 한다. 정렬을 유지하기 위해서는 환자의 자세나 위치를 자주 조절하는 것이 필수적이다.

4) 류마토이드 관절염

류마토이드 관절염은 계통적인 질환이다. 이 질환이 주로 발병하는 부위는 근골격계 특히 관절이다. 침범된 체지관절을 장기간 고정하는 것은 피해야 하는데 특히 관절이 굽혀져 있는 상태를 피해야 한다. 환자가 침대에서 움직이지 못할 때 뼈 돌출부위 특히 팔꿉과 큰 돌기를 보호해야 한다. 관절이 급성염증상태가 아니면 침범된 관절을 부드럽고 조심스럽게 능동이나 수동운동을 하루에 여러 차례 시행해야 한다. 침범되지 않는 관절은 능동적인 운동을 하도록 한다.

구축은 다양한 치료를 함에도 불구하고 일어날 수 있다. 환자는 케어기버의 지도를 받고, 자신의 기능을 최대로 유지하기 위하여 최선을 다해야 한다.

5) 화상과 피부이식 부위

화상에 대한 피부의 치유와 재생은 반흔조직을 일으키는 경향이
있으며, 구축이 잘 일어난다. 화상을 입었거나 상처치료를 위해 이식
한 관절은 오랫동안 같은 자세로 유지하는 것을 피하는 것이 매우 중
요하다. 특히 환자가 편안한 자세로만 있으려는 것을 막는 것이 중요
하다. 화상환자의 편안한 자세란 상처나 이식조직에 스트레스나 긴장
이 일어나지 않게 하려는 자세이다. 화상이 관절 표층부의 굽힘근이
나 모음근에 국한되어 있을 때 대부분의 말단관절의 지속적인 굽힘
이나 모음은 반드시 피해야 한다. 환자는 침범된 관절을 부드럽고 조
심스럽게 자주 능동적인 운동을 할 것을 격려해주고 침범되지 않은
관절 또는 운동을 해야 한다.

PART 4

이동 보조도구 사양과 활동

이동 보조도구 사양과 활동 PART 4

노인과 환자는 노화 또는 기능손상으로 근력 감소와 균형력의 저하현상이 나타난다. 그로 인해 이동에 불편함을 호소한다. 정상적인 이동은 어렵겠지만, 최소한의 이동 보조도구의 도움으로 독립적인 일상생활을 영위하여야 한다.

환자의 남아 있는 잔존기능에 따라 이동 보조도구 선택도 달라진다. 이는 아동의 정상발달과정을 이해하면 보다 쉽게 적용할 수 있다. 정상아동은 태어나면서 중력을 처음 경험하게 되면서 힘들을 울음으로 표현한다. 엄마 뱃속에서는 양수에 떠 있으므로 무중력상태이다. 탄생 후 1~2개월이 지나면, 조금씩 중력을 이기기 위해 자발적으로 목사용을 하려 한다. 우선 목을 뒤로 젖히려 시도하면서 목뻗침근에 힘이 생긴다. 그러다 목 앞쪽 굽힘근에도 힘이 생기면서 목 근육의 안정성이 생긴다. 그런 이후 고개를 자유자재로 사용하게 된다. 갓 태어난 아이는 두 손으로 머리와 엉덩이를 받쳐서 안아주지만, 백일이 지나면 허리만 감싸서 안을 수 있는 것도 아이에게서 중력을 이기고 목을 가눌 수 있는 능력이 생겼기 때문이다.

5~6개월이 지나면 아이는 바닥에서 손을 뻗은 채 앉을 수 있다. 처음에는 뒤로 넘어지기도 하고 손을 바닥에서 떼지도 못하지만 점점 손이 위로 올라가며, 허리뻗침근이 발달되고 나중에는 허리굽힘근까지 발달하여 허리를 자유롭게 사용할 수 있게 된다. 8~9개월이 되면 무릎으로 서서 옆으로 걸어 다닌다. 무릎 수준까지 근육 조절힘이 생긴 것이다. 그러다 11개월이 되면 발목 근육까지 운동조절력이 생겨 서게 된다. 좀 더 안정화되면 한 발로 설 수 있게 되면서 보행을 시작한다.

3개월에 목 수준, 6개월에 허리 수준, 9개월에 무릎 수준, 12개월 발목 수준에서 협응력과 균형력이 생겨 정상적인 움직임으로 발달한다. 누워만 있던 아이는 엎드리고, 기고, 앉고, 무릎서고, 걷게 되는 것이다. 케어기버는 환자의 남아 있는 기능 수준에 따라 보조도구를 선택한다.

3~6개월 수준에서 목과 허리만 사용할 수 있다면 휠체어를 사용하고, 9개월 수준으로 남아 있다면 평행봉으로 시작하여 보행기를 사용하고 보다 균형력이 좋아지면 지팡이를 사용하여 이동의 능력증진으로 독립적인 일상생활을 하게 하여 삶의 질을 향상시킨다(<그림 4> 참조).

□ 휠체어 외 이동보조도구는 보행을 위한 기구들이다

사람은 손상된 균형을 회복하고, 감소된 근력을 보상하기 위해 다리의 한쪽이나 양쪽에 체중을 지지할 수 있는 보행보조기(ambulation aids)를 필요로 한다. 이는 보다 협조된 움직임과 통증 완화, 안정성 확보, 인체 기능 향상의 결과를 제공해준다. 적절한 보행장치나 보조도구의 선택과 보행패턴은 적절한 안정성을 제공하고, 에너지를 가장

적게 소비하도록 할 것이다.

　보행보조기는 기저면(BOS)을 넓혀 개인의 안정성을 향상시키고, 한쪽이나 양쪽 다리의 체중부하를 감소시키고, 운동성을 허용하기 위하여 고안되었다. 즉, 환자가 감소한 균형능력, 근력, 협조성을 보상하도록 돕고, 한쪽이나 양쪽 다리에 감소한 체중부하 능력을 도우며, 보행을 하는 동안 통증을 감소시키도록 보조한다.

　보행보조기의 기본적인 종류는 지지의 양이나, 안정성을 유지하는 가장 큰 순서에서 작은 순서로 나열하면 평행봉, 보행기(walker), 양쪽 목발, 한쪽 목발, 양쪽 지팡이, 다족지팡이(crab canes)이다.

(1) 휠체어

　휠체어는 환자의 필요성, 능력, 목표에 따라 다양한 종류가 있다. 일반적으로 휠체어는 이동(transportation)과 가동(mobility)의 수단으로 간주되나, 사용자가 기능적인 수행을 위해서 지지성, 안전성이 제공되어야 한다. 적절한 앉기와 자세 유지는 기능을 증진시키며, 변형을 예방하고, 신체정렬을 개선하며, 조직손상을 예방하고, 추가되는 합병증을 예방한다. 머리 받침(head rest), 가쪽 몸통지지판(lateral trunk support panels), 방석, 등판, 조절 가능한 팔받침, 다리지지대와 같은 구조물은 특별한 자세유지 목표를 성취하기 위해서 부가될 수 있다.

　환자의 앉기 균형, 안정성, 뻗기 능력, 추진방법, 이동방법, 자세를 바꾸는 능력, 앉기 자세는 사전에 평가되어야 한다. 골반, 무릎, 발,

몸통, 머리의 위치에서 환자의 기능을 최대화시키기 위해 휠체어에 추가물을 부착시켜 기능을 증진시킬 수 있다. 바람직한 자세는 에너지 소모를 최소화하고, 기능을 개선시키며, 불편함을 경감시키고, 몸통의 안정성을 유지하는 것이다.

1) 휠체어 적합성 확인

휠체어는 수평인 평지에 놓고 환자의 골반은 등판에 접촉한 상태로 허리를 똑바로 세워 앉는다.

① 좌석 높이와 다리 길이

손을 지면과 평행하게 하여, 좌석의 앞 가장자리에서 두세 손가락이 다리 밑으로 들어갈 수 있어야 하고 깊이는 약 5cm이다. 발받침의 바닥은 지면으로부터 적어도 5cm 떨어져야 한다.

② 좌석 깊이

손을 지면과 평행하게 하여 좌석의 앞 가장자리에서 무릎 오금(popliteal)의 접힌 부위까지 두세 손가락이 다리 사이에 들어갈 수 있어야 한다.

③ 좌석 폭

손을 지면과 수직으로 하여 양손을 사용해서 손을 각각 엉덩이관절 사이에 넣어보았을 때 엉덩이관절과 팔받침 아래의 옷 보호판(clothing guard) 사이에 최소한으로 접촉해야 한다.

④ 등받침 높이

손을 지면과 수직으로 하여 검사자가 환자의 뒤에서 4개의 손가락이 등판 위와 환자의 겨드랑이 사이로 들어가야 한다.

⑤ 팔받침 높이

위팔뼈의 뒷면과 팔받침에 팔꿈관절을 놓았을 때 휠체어 등판 앞으로 10cm가 되는지 관찰해야 한다. 어깨의 자세를 관찰하였을 때 수평이어야 한다. 몸통의 자세를 관찰하였을 때 몸통을 똑바로 세워야 한다.

2) 휠체어 구성과 사양

사양(feature)이 유사하면서도 다양한 형태(style)와 종류(type)의 휠체어들이 있으며 이들의 작동방법도 다양하다.<그림 20>

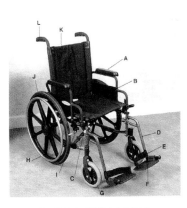

A - 팔받침대
B - 옷 보호판(clothing guard)
C - 앞 삭구 해제장치
D - 앞 삭구(front rigging)
E - 뒤꿈치 고리
F - 발받침
G - 캐스터 바퀴(caster wheel)
H - 손잡이테(handrim)
I - 바퀴 잠금장치
J - 구동 바퀴
K - 등판 커버
L - 미는 손잡이

〈그림 20〉 휠체어 구성요소

① 휠체어 잠금장치

토글식 잠금장치와 Z형 또는 가위 잠금장치가 있다. 토글식 잠금
장치는 레버를 앞으로 움직이면 잠기고, 뒤로 움직이면 열린다. Z형
또는 가위 잠금장치는 좌석 레일 앞부분을 향해 휠체어 좌석 아래에
위치해 있다. 휠체어 사용자는 잠금장치를 작동시키기 위해 좌석 아
래에 손을 뻗을 수 있어야 한다.

② 신체구속
- 무릎벨트: 휠체어의 틀에 부착된 무릎벨트는 사용자가 휠체어에
  앉아 있을 때 앞으로 미끄러지거나 밖으로 떨어지는 것을 막기
  위해 설계된 것이다.
- 가슴벨트: 몸통의 안정성을 증가시키고 휠체어에서 떨어지는 것
  을 방지하며, 몸이 똑바로 유지되도록 가슴 중간부분에서 휠체어
  의 틀에 부착되어 있다.

③ 바퀴와 타이어
- 캐스터 바퀴: 캐스터 바퀴 휠은 방향과 회전의 변화를 허용하기
  위해 휠체어 앞에 주로 위치한다.
- 구동바퀴 또는 뒷바퀴: 구동바퀴는 휠체어를 추진시키는 데 사용한다.
  공기 타이어는 편평한 바퀴에서 생길 수 있는 문제를 줄이거나 방지
  하기 위해 특별히 제작된 것이다. 손잡이테는 수직, 수평 또는 각이 있
  는 돌출부를 가지거나, 손의 기능이 감소되었을 때 사용자가 좀 더
  쉽게 휠체어를 추진할 수 있도록 플라스틱으로 감싸져 있다. 동력지
  원장치는 축을 첨가시켜 최소의 효과로 휠체어가 추진되도록 한다.

④ 팔받침

- 고정 팔받침: 고정된 팔받침은 휠체어 프레임에 완전히 부착되어
  있다. 이것은 기립 이동을 수행하고 팔받침 제거가 필요 없는 사
  용자들에게 추천된다.
- 분리 가능하거나 가역적 팔받침: 앉은 자세에서 가쪽으로 돌거나
  미끄럼 이동을 수행하는 사용자들에게 권장한다.

⑤ 앞 삭구, 다리받침, 발받침 구성요소들

- 고정된 발받침: 휠체어 틀에 완전히 부착되어 있다. 발받침은 사
  용자가 일어나거나 앉거나 또는 바닥에서 발을 옮기고자 할 때
  수평에서 수직자세로 들어 올릴 수 있다.
- 밖으로 회전하거나 분리되는 다리받침: 잠금장치 메커니즘은 앞
  삭구(front rigging)를 제거할 수 있다.
- 발받침: 발판이라고 불리기도 하는데 환자의 필요에 따라 다양
  한 형태와 크기로 이용이 가능하다. 발받침 위에 발을 유지하는
  것을 돕기 위해 발가락 또는 뒤꿈치 고리를 가지고 있다. 발받
  침은 기립 이동 또는 휠체어 안팎으로 환자의 움직임이 있기 전
  에 항상 올려야 한다. 스트랩은 환자의 다리 후면 움직임을 막
  기 위해 뒤꿈치 고리를 대신해서 두 개의 발받침 사이에 사용될
  수 있다.

⑥ 경사 휠체어

- 경사 휠체어: 반쯤 기울어지는 휠체어는 휠체어의 등이 완전히
  세워진 상태에서 30° 펌까지 다양한 자세로 조정이 가능하다. 등

의 위치를 조정하기 위해서 옆이나 등의 틀에 있는 손잡이나 레버를 이용한다.

- 완전 경사 휠체어: 완전히 기울어지는 휠체어는 등 부분을 수직에서 수평으로 다양하게 조절할 수 있다. 등의 위치를 조정하기 위해서 옆이나 등의 틀에 있는 손잡이나 레버를 이용한다. 구동 바퀴는 표준 휠체어에서보다 좀 더 뒤에 있거나, 휠체어의 지지면과 안정성을 증가시키기 위해 휠체어가 기울어지는 것처럼 바퀴가 뒤로 움직인다.

⑦ 외부 동력지원 휠체어

- 휠체어를 조정하거나 추진시킬 수 있는 하나 또는 그 이상의 벨트에 저장된 전기적 에너지를 제공하는 한 개 또는 한 개 이상의 장기간 사용이 가능한 충전지에 의해 동력을 공급한다. 엔진이 달린 휠체어는 표준 휠체어를 조정하는 데 있어서 팔다리의 힘이나 운동 조절능력이 충분치 못한 사람들에게 유용하다.

- iBOT 이동성 시스템은 사용자가 5가지 조작 모드를 활용한다.<그림 21> 길턱으로 인해 울퉁불퉁한 거리를 다니기 위한 네 바퀴 구동, 휠체어 좌석이 올라가 사용자가 서 있는 사람들과 눈높이를 맞출 수 있거나 올라간 상태에서 활동할 수 있도록 하는 균형 기능, 보조가 있거나 없이 사용자가 계단을 오르거나 내릴 수 있는 계단 오

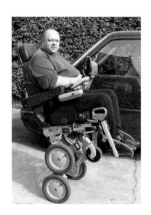

〈그림 21〉 iBOT 이동성 휠체어

르기 기능, 집안이나 밖에서의 일상적인 이동을 위한 표준기능, 휠체어의 분리 가능한 조절 패널을 사용함으로써 경사로 위에서 휠체어에 앉아서 원격 조작 기능이 있다. 장애 문턱을 최소화시키기에 적합한 휠체어이다.

⑧ 스포츠 또는 레크리에이션용 휠체어

이 휠체어는 독특한 특징을 지니고 있다. 낮은 등판, 견고하고 가벼운 프레임, 기울어진 구동바퀴, 낮고 좁은 좌석, 사용자가 좀 더 기능적으로 활동할 수 있도록 휠체어의 윤곽이 대체로 낮다는 것이다.

⑨ 접이식 휠체어

보관하거나 옮기기 위해 접을 수 있다. 휠체어를 접기 위해 발받침은 뒤꿈치 고리가 앞으로 이동된 후 위로 올려야 한다. 어떤 것은 좌석 판이나 좌석 판에 부착된 손잡이 고리를 당겨서 휠체어를 접을 수 있다. 다른 방법은 좌석의 앞과 뒤의 중간을 잡과 위로 올리는 것이다. 만약 과도하게 많이 사용할 경우 휠체어가 손상될 수 있다.

3) 기능적 활동

이동성을 위해 휠체어를 사용하는 사람은 휠체어의 적절한 사용과 관리에 관해서 교육받아야 한다. 휠체어의 계획된 사용은 사용하는 사람의 목표, 필요성 그리고 생활 방식을 기초로 한다. 많은 기능적 활동들을 위해서 적당한 안정성과 방어 기술을 연습해야 한다. 도로가 평지로만 되어 있는 것이 아니라 길턱, 계단, 경사로 등 장애벽을 느낄 수 있는 환경들이 있다. 이와 같은 환경에도 독립적인 기능을 할 수 있다. 양쪽 팔의 근력과 협응력 그리고 활동을 수행할 때 앉아서 균형을 유지할 수 있는 능력이 충분하면 가능하다.

① 경사 또는 비탈
- 앞으로 오르기

환자가 양쪽 팔을 사용해서 휠체어를 구동시킬 때 엉덩이와 몸통을 전방으로 기울이도록 지시하고, 손잡이테를 동시에 부드럽게 밀게 한다. 손은 경사로 위로 나아가기 위해 손잡이테 위에서 재배치되어야 한다. 무게 중심을 앞으로 움직이고 뒤로 기울어질 가능성을 최소화하기 위해 전방으로 숙이는 것은 환자에게 중요하다.

환자가 한쪽 팔과 다리를 이용하여 휠체어를 추진할 때 좌석 안에서 엉덩이를 앞으로 움직이고 몸통도 앞으로 숙이도록 지시한다. 비록 수평면에서보다 더 많은 다리의 힘이 필요할지라도 환자는 수평면에서 사용하던 것처럼 팔과 다리를 사용해야 한다. 휠체어는 추진하기 위해 사용되었던 팔다리들과 캐스터 바퀴의 위치에 따라 좌우로 움직일 수 있다. 만약 환자가 우측 팔로 휠체어를 추진시키면, 휠체어는 좌측으로 편위될 것이다. 만약 환자가 좌측 팔로 휠체어를 추진시키면, 휠체어는 우측으로 편위될 것이다. 만약 환자가 뒤로 오르거나 손잡이테를 잡고 당길 수 있다면 좀 더 쉽게 수행될 수 있다.

- 앞으로 내려오기

환자가 양쪽 팔을 사용해서 휠체어를 추진시킬 때 최대한으로 좌석 뒤로 엉덩이를 두게 하여 앞으로 떨어지는 것을 피하기 위해 몸통은 똑바로 세우도록 지시한다. 손잡이테 위에 손바닥을 동등한 마찰을 적용시켜 휠체어의 앞쪽 움직임을 지체시키고 바퀴의 살에 손가락이 걸리지 않도록 지시해야 한다. 환자는 손잡이테 옆에 손바닥만 사용하고 손가락은 편 상태로 이 과정을 수행할 수 있다. 만약 손잡이테 손의 압력이 고르지 않게 적용되면 휠체어는 가장 큰 압력이 주어진 바퀴로 회전할 것이다. 어떤 사람들은 앞바퀴들기 자세로 내리막길을 내려올 수도 있다.

환자가 한쪽 팔과 다리를 사용해서 휠체어를 추진할 때, 최대한 좌석 뒤로 엉덩이를 두고 앞으로 떨어지는 것을 피하기 위해 몸통은 똑바로 세우도록 지시한다. 휠체어의 앞쪽 움직임은 손잡이테 위에 손바닥으로 마찰을 일으켜 휠체어의 움직임을 지체시킨다. 추가적인 마찰은 신발 밑창이 바닥 표면에 닿을 때 발생한다. 한쪽 손잡이테 위에서 마찰은 휠체어가 마찰이 적용되는 쪽으로 기울거나 움직이도록 할 것이다.

- 가파른 경사 오르고 내리기

경사는 지그재그 형태나 각을 주어 오르거나 내려가도록 지시할 필요가 있다. 이는 지그재그형으로 오를 시 경사각이 완만해진다. 대관령 옛길을 생각해보자. 꼬불꼬불한 길이 많을수록 평지각도와 큰 차이가 없지만, 길은 길어진다. 그리하여 휠체어 구동에는 도움이 된다. 이때 케어기버는 오를 때는 휠체어를 탄 환자부터, 내려올 때는 케어기버부터 지그재그형으로 고개를 돌려가며 걸어 내려온다. 이는 중력으로 인해 낙상을 예방하기 위함이다.

② 길턱(curbs)

- 앞으로 오르기

앞바퀴들기를 할 수 있는 사람은 휠체어가 길턱에 닿도록 가까이에 놓고 길턱 윗부분에 캐스터 바퀴를 올리도록 부분적인 앞바퀴들기를 실시한다. 환자는 손잡이테를 똑같이 강하게 밀어서 길턱 위로 휠체어를 추진시키고 앞으로 몸통을 기울여야 한다. 케어기버 보조 시에는 팁핑레버(tipping lever)를 밟아 뒤로 젖혀 캐스터가 길턱 위로 오르도록 한다.<그림 22>

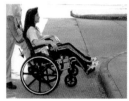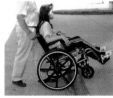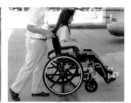

〈그림 22〉 앞으로 길턱 오르기

- 뒤로 내려오기

길턱 가장자리가 휠체어 뒤를 향하도록 휠체어를 돌리도록 지시한다. 길턱 가장자리에 휠체어를 놓는다. 몸통을 앞으로 기울이고, 손잡이테로 손의 마찰을 일으켜 휠체어의 움직임을 지체시켜서 구동바퀴가 길턱 가장자리로 서서히 점차적으로 구르도록 한다. 구동바퀴가 길턱 아래에 있을 때 환자는 앞바퀴들기를 실시하고 길턱과 발받침의 충돌을 피하기 위해 뒤로 굴린다. 그러고 나서 지면에 캐스터 바퀴를 내려놓는다. 만약 혼자서 길턱을 오르고 내릴 때에는 충분한 근력, 균형 그리고 협응력이 요구되며, 이러한 활동을 안전하고 독립적

으로 수행할 수 있기 전까지는 충분한 연습이 필요하다.<그림 23>

길턱이동은 유모차를 작동하는 원리와 유사하다.

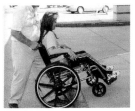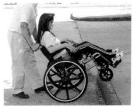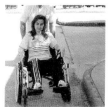

〈그림 23〉 뒤로 길턱 내려오기

③ 계단

- 앞으로 내려오기

앞바퀴들기를 해서 여러 계단을 내려올 수 있다. 이것은 고도의 기술이 필요하고 환자 가까이에서 보호되어야 한다. 하지만 혼자보다 여러 사람이 함께 옮기는 것을 추천한다.

④ 문

휠체어를 사용하는 사람은 문을 열어서 출입구를 통과하고, 자동폐쇄장치가 있거나 없거나, 문을 닫는 법에 대해 교육을 받아야 한다. 휠체어를 추진시켜 현관을 통과하는 것은 안전하고 효율적으로 될 때까지 연습이 필요하다. 자동문을 통과하고자 한다면, 문이 열리면서 휠체어의 앞 삭구나 발이 부딪치지 않도록 문에서 충분히 멀리 떨어져서 조심해야 한다. 자동 폐쇄장치문은 저항 때문에 환자가 문을 열기 전에 뒤로 밀리지 않도록 휠체어를 안정시킬 필요가 있다. 한쪽 손잡이 테를 잡거나 한쪽 바퀴를 고정시키기, 문 프레임 잡기 등을 할 수 있다.

⑤ 엘리베이터

엘리베이터 안과 복도, 입구와 같은 엘리베이터 외부 공간에 따라 환자는 앞이나 뒤로 들어갈 수 있어야 한다. 환자에게 주위를 살피고 엘리베이터를 이용하면서 생길 수 있는 문제들을 사전에 알린다. 엘리베이터 바닥과 복도나 입구의 표면이 울퉁불퉁하여 일치하지 않을 수 있다. 또 엘리베이터 바닥의 앞 가장자리와 바깥 지면 사이의 넓은 공간이 있을 때 문제가 발생된다. 캐스터 바퀴를 옆으로 돌린다면 이 공간에 빠질 수 있게 되고 환자는 이것을 스스로 빼기 어렵다. 환자는 앞이나 뒤로 타고 내릴지에 대해 먼저 결정할 필요가 있다.

휠체어는 환자의 주요 이동수단이므로, 환자의 독립성과 안전을 향상시키기 위해 환자에게 알맞고 기능적이어야 한다. 케어기버는 휠체어의 적합성 여부를 평가 및 확인하고 휠체어의 기계적이고 기능적인 상태를 결정해야 한다. 휠체어가 잘 맞지 않아서 발생할 수 있는 잠재적 부작용을 케어기버는 잘 인지해서 환자에게 설명해 주어야 한다. 이러한 문제점들은 독립적인 기능이 감소되는 것을 막기 위해 가능한 빠르게 교정되고, 수정되어야 한다.

케어기버는 시범을 보일 수 있을 만큼 휠체어를 관리하고 다루는 데 능숙해져야 하고 적절한 방법과 순서를 다른 사람에게도 교육시켜야 한다. 휠체어를 사용하는 사람은 자신이 할 수 있는 활동범위 안에서 가능한 기능적인 활동을 많이 수행할 수 있는 방법을 비롯해서 독립적으로 휠체어를 사용하는 방법을 교육받아야 한다. 휠체어의 적절한 관리와 보호에 관해서도 알아야 한다.

(2) 경사테이블

경사테이블은 오랫동안 누워 있던 환자가 균형의 장애, 고유감각, 운동감각, 다리 혈액순환의 감소로 기인하여 생리적으로 똑바른 자세를 유지할 필요가 있는 환자에게 유익할 수 있다. 특히 수평과 완전한 수직 범위내에서 어떠한 자세에서나 유지되고 점차적으로 거상할 수 있기 때문에 유용하다. 선 자세에 적응하고 견딜 수 있는 능력에 따라 시간을 다르게 한다. 보통 회기는 짧게는 5~10분, 길게는 1시간 정도 하고, 하루에 한 번이나 두 번 또는 격일로 실시할 수 있다.

(3) 평행봉

평행봉은 환자가 최대의 안정성, 지지, 안전을 필요로 할 때 이용한다. 균형 훈련과 보행패턴은 평행봉에서 시작할 수 있고, 보행보조기의 적합한 평가는 종종 평행봉에서 이루어진다. 평행봉은 운동성이 매우 제한되고, 환자는 이동하기 위하여 또 다른 보행보조기를 이용하여 진행하어야 힌다. 평행봉은 환자의 엉덩이와 몸통을 양쪽에 닿지 않게 통과할 수 있도록 하고, 환자가 똑바로 서 있을 때 큰돌기의 높이에 맞춘다.

(4) 보행기

　보행기는 여러 가지 스타일이 있다. 대부분 4개의 지지 다리를 가지고 있다. 어떤 종류는 2개나 4개의 바퀴를 가지고 있고 적절하게 조정하여 사용할 수 있다. 보행기는 다리 형태에 따라 종류가 분류된다. 중증일수록 앞쪽 2개 다리 끝에 바퀴를 부착해 두었고, 경증일수록 앞, 뒤쪽 4개 다리 모두 팁형태로 만들어져 있다.<그림 24>

　보행기의 높이는 환자가 선 자세나 바로 누운 자세에서 결정할 수 있다. 보행기의 손잡이는 환자의 측면과 전면에 놓고 환자의 팔을 일직선으로 하여 옆으로 놓았을 때 환자의 손목의 선, 자뼈의 붓돌기, 큰골기와 같은 선상에 놓인다. 보행기의 발은 바닥에 놓거나 환자의 발과 같은 높이에 놓고, 엉덩이관절과 무릎관절은 일직선으로 하고, 신발은 신어야 한다. 줄자를 이용하여 환자의 큰돌기에서 발뒤꿈치까지 측정할 수 있다.

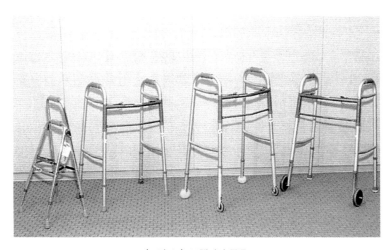

〈그림 24〉 보행기의 종류

(5) 지팡이

　지팡이는 균형 손상을 보상하거나 안정성을 향상시키는 데 이용된다. 지팡이는 계단, 좁은 지역, 한정된 장소에서 더욱 기능적으로 사용하고 목발이나 보행기보다 더 쉽게 보관하고 수송할 수 있다. 지팡이는 작은 BOS 때문에 매우 제한된 지지면을 제공한다.

　지팡이의 길이는 환자가 똑바로 서거나 바로 누운 자세에서 측정한다. 지팡이의 손잡이는 환자의 큰돌기, 손목의 주름, 팔의 측면으로 내렸을 때 자뼈의 붓돌기 수준에 놓을 수 있다. 지팡이는 신발의 저부나 바닥에 지팡이의 끝을 넙다리뼈 및 정강뼈와 평행하게 놓는다. 길이는 환자의 큰돌기에서 엉덩이관절과 무릎관절을 일직선으로 하여 발뒤꿈치까지 측정할 수 있고, 환자가 바로 누운 자세에서 측정할 수 있다.

　손잡이 네발 지팡이는 지저면을 넓혀 안정성을 보장하여 일반 지팡이에 비해 균형 잡기에 효율적이다.<그림 25>

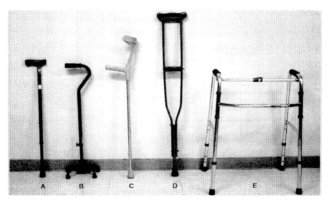

A: 외발 지팡이, B: 손잡이 네발 지팡이, C: 로프스트랜드(lofstrand) 목발, D: 액와 목발, E: 보행기

〈그림 25〉 지팡이 목발 보행기 종류

보행보조기를 사용할 때 케어기버는 환자 뒤에 서서 보조하여야 한다. 이때 허리벨트를 이용하여 무게중심을 잡아주거나, 어깨를 잡아주므로 자세정렬을 도와 안정된 보행을 하도록 한다. 그리고, 낙상을 예방하기 위해서는 언제나 마비측에 서서 이동보조를 하여야 안전하다.<그림 26>

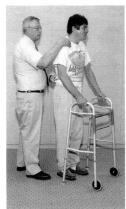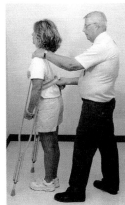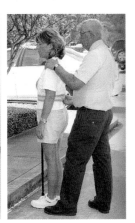

〈그림 26〉 보행보조기를 사용하는 환자 뒤에 서 있는 케어기버의 올바른 자세

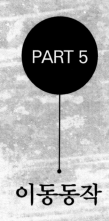

PART 5

이동동작

PART **5**
이동동작

이동(transfer)은 사람을 한 면의 위치에서 다른 면의 위치로, 또는 한 자세에서 다른 자세로 안전하게 움직이는 것이다. 환자의 정신적 신체적 능력에 따라 이동은 독립적이거나 도구를 이용하거나(최소, 중등도, 최대) 또는 의존적으로 수행될 수 있다.

이동에는 환자의 자세를 조정하는 것과 침대 운동성 동작들이 포함된다. 위로, 아래로 또는 옆에서 옆으로 움직이는 능력, 돌기, 누운 자세에서 앉은 자세로 움직이는 것은 독립성을 획득하기 위한 중요한 동작들이다. 이러한 움직임들은 흔히 침대나 매트에서 휠체어로 이동하거나, 보행 보조도구를 사용하여 서기 위한 선제조건이 된다. 또한 안락함을 위해 자세를 바꾸고 구축이나 피부 손상을 예방하기 위해서도 필요하다.

케어기버는 환자가 이러한 움직임들을 수행하도록 가르치는 것을 간과해서는 안 되며 환자와 가족에게 이것의 중요성을 강조해야 한다. 또한 근력강화, 관절과 근육의 유연성(관절가동 범위), 지구력과 같은 준비 동작들이 요구될 것이다.

환자가 이동하려고 하기 전에 계획과 조직화가 필요하다. 환자에게 이동에 대한 정보를 제공하고, 그것을 시도하기 전에 보조나 수행이 어떻게 이루어질지에 대한 설명을 해야 한다. 어떻게 이동하는지를 배우는 데 있어 다른 환자나 케어기버에 의한 동작의 시범이 도움이 될 수도 있다. 이동과 관련된 안전 사항에 대해 주의 깊은 집중은 환자가 자신감을 가지고 보다 효과적으로 이동할 수 있게 된다.

안전하게 이동을 진행할 수 있도록 하기 위해서는 충분한 보조원이나 기구들을 준비하고 사용한다. 환자가 이동과정에 협조할 수 있을 때 보조는 감소될 수 있으며 환자의 독립성을 증가시키게 된다. 환자의 독립성은 이동동작에 관련된 주요한 목표이지만, 케어기버의 일차적인 책임은 환자를 보호하여 상해를 피하고 스스로 안전을 도모하는 데 있다.

이동을 위한 동작을 시작하기 전에 의무기록을 검토하고 환자 이동에 도움이 될 만한 정보를 얻기 위해 환자와 가족들과 인터뷰를 한다. 예를 들면, 환자가 전에 할 수 있었던 것은 무엇이었는지, 지금은 이동을 어떻게 하는지, 환자가 할 수 있는 것과 제한점은 무엇인지, 환자를 침상에 눕히거나 이동할 때 얼마나 많은 보조가 필요한지, 환자를 보호하기 위해 또는 상해나 외상을 피하기 위한 구체적인 주의사항들이 있는지 등이다.

환자에 대한 평가는 환자의 제한점과 능력을 판단하는 데 도움이 된다. 즉, 신체의 능력들은 근력, 관절 및 연부조직의 유연성, 앉거나서 있을 때의 균형, 지구력 및 운동조절 등이 포함된다. 마음속으로 동작을 계획하고 조직하면서 기계적인 보조가 필요한가 또는 사람의 보조가 필요한가를 고려할 수 있다. 이동을 보조하기 위해 이동판, 물이나 공기를 이용한 리프트(lift), 전기 기중기(hoist), 줄(rope), 침대난 간, 머리 위 침대 틀 또는 봉과 같은 도구를 이용할 수 있다. 이러한 장치로 인해 환자의 의존성이 지속될 수 있다. 만약에 도구가 필요하다면 이동을 시작하기 이전에 그것이 제대로 작동하는지를 확인해야 한다.

먼저 환자에게 자신을 소개한 후 이동동작에 대해 설명하거나 시범을 보여주어야 한다. 그리고 이동을 하는 데 환자의 역할과 어떻게 협조되어야 하는가에 대해 환자에게 알려주고 지시해야 한다.

환자는 이동하기 전에 적합한 복장을 하도록 한다. 특히 치료 초기에는 균형력이 떨어지므로 안전띠를 꼭 착용해야 한다.

(1) 이동동작을 위한 준비

이동동작을 계획하고, 보다 안전하고 성공적인 결과를 위해 어떤 개념과 원리를 적용할 것인지 결정해야 한다. 즉, 도구의 위치, 도구의 조작, 환자의 신체 자세, 환자가 수행할 움직임과 같은 구성요소를 알아보아야 한다.

일단 이동이 시작되면, 환자 가까이 있으면서 적절하게 보호한다. 특히 서서 이동하는 동안 안전과 조절을 위해 안전띠를 이용한다. 다만 환자의 팔이나 옷은 사용하지 않는다. 왜냐하면 이는 환자가 적절히 조절할 수 없으며, 팔을 다치게 할 수 있기 때문이다. 환자에게 내리는 지시는 간결해야 하며 행동을 위주로 해야 한다. 예를 들어, 환자에게 '먼저 휠체어를 잠그시오', '엉덩이를 들어 올리세요', '발뒤꿈치로 미세요'와 같이 지시한다. '나는 당신이 ○○하기를 원합니다'와 같이 비지시적인 단어는 사용하지 않는다. 왜냐면 환자 자신이 생각하고 판단하는 능력이 떨어져 있는 경우가 많기 때문이다.

이동하는 동안 안전한 범위 내에서 환자가 정신적으로 신체적으로 최대한 참여할 수 있도록 독려한다. 환자가 더 많이 참여할수록 더 빨리 독립성을 획득할 수 있을 것이다. 또한 모든 설명과 지시를 천천히 명료하게 지시하고, 환자가 실행할 수 있을 정도의 적용시간을 허용한다. 환자가 이동을 수행할 때 케어기버는 손상의 가능성을 감소시키기 위하여 항상 적절한 신체 역학을 이용해야만 한다.

이동 시 주의해야 할 사항이 있다. 선 자세 이동할 때 환자는 적절한 신발을 신어야만 한다. 슬리퍼, 샌들, 바닥이 부드러운 천으로 된 것 등 신발 없이 양말만 신는 것은 안전성이 감소하기 때문에 피해야만 한다. 안전띠는 환자의 옷이나 팔을 잡지 않아도, 균형력을 높여주어 환자가 사물을 안전하게 잡게 해 주고, 이동을 편하게 한다. 이는 환자의 올바른 자세유지에 도움이 되기 때문이다.

또 환자를 보호할 수 있는 가장 좋은 자세를 결정해야 한다. 환자가 서 있을 때 낙상과 같은 손상을 예방하기 위하여 환자의 앞과 약간 바깥쪽에 서는 것이 좋은 자세이다. 이때 손상 측에 서는 것이 중요하다. 언제나 낙상할 수 있는 방향이기 때문이다. 손상을 예방하기 위해서 적절한지, 안전성을 생각해야 하고 보호가 없는 한 환자 곁을 떠나서는 안 된다.

환자가 이동을 수행할 때는 불필요한 도구들은 제거하는 것이 중요하다. 이동하기 위한 공간은 모든 케어기버들이 접근하기 쉬워야 한다.

1) 이동 기술 적용 매뉴얼

- 체중부하 상태를 포함하여, 이동을 수행하기 위한 환자의 정신적 신체적 능력을 먼저 결정한다.
- 환자의 옷과 신발은 이동 시 적절해야 한다.
- 이동과 관련된 동작들과 순서를 머릿속에 먼저 계획한다. 이동을 시도하기 전에 이동의 구성요소들을 가르치고 연습한다.
- 환자에게 천천히 명확하게 설명한다. 환자가 정보를 처리하고 적용할 시간을 허용한다.
- 필요한 도구를 선택하고, 배치하며, 안전하게 한다. 안전띠를 사용한다.
- 일반적이지 않는 사건이 발생할 수 있음을 지각한다.
- 환자의 옷이나 팔을 잡아서 보호하지 않도록 한다. 안전띠와 몸통을 이용한다.
- 이동하는 동안 내내 환자를 안내하며, 감독하고, 보호하기 위한 자세를 취한다.
- 간단한 지시어로 환자가 이동을 시작하고 수행할 수 있도록 한다. 필요한 경우 보조한다.
- 이동의 마지막 부분에서, 환자의 자세를 편하고 안정되며 안전하게 한다. 환자의 수행에 있어 변화된 부분을 기록한다.

2) 특수한 환자상태에 대한 주의사항

특수한 상태에 있는 환자를 침대나 매트에서 보조하거나 이동을 수행할 때 부수적인 외상이나 상태의 악화를 예방하기 위하여 특수한 처치 및 주의사항을 고려해야 한다.

① 전엉덩이관절대치술(total hip replacement)

외과적 수술을 받은 엉덩이관절은 안쪽 모음이나 돌림, 90° 이상의 굽힘 또는 굽힘-폄의 중간 위치를 넘어서는 폄 동작을 피해야 한다. 수술한 다리를 당기지 않고, 반 기울인 자세로 앉힌다.

② 하부 등의 외상이나 불편감이 있는 환자

과도한 허리 돌림, 몸통의 옆으로 굽힘, 몸통 굽힘을 피해야 한다. 몸을 돌릴 때 그들은 분절적으로 구르는 것(먼저 어깨와 몸통 윗부분이 돌고, 그다음 골반, 그다음 다리가 도는 것)보다 통나무 돌기(전체 몸을 동시에 구르는 것)를 추천한다. 바로 누워 있거나, 옆으로 누워 있을 때 엉덩이관절과 무릎관절을 부분적으로 굽히고 있는 것이 더 편안하다.

③ 척수손상(spinal cord injury)

척수손상 부위를 보조기, 석고나 플라스틱 같은 외적장치와 골이식, 금속 막대와 같은 내적 고정을 통해 보호하고 있다. 그러므로 늘리고 돌리는 힘은 피해야 한다. 따라서 다리를 당겨서 환자를 아래로 움직이려 해서는 안 된다. 몸을 돌릴 때 통나무 돌리기를 한다. 몸을 돌리거나 휠체어에서 바닥으로 이동할 때 골절을 경험하는 경우도 있다. 바로 누운 자세에서 앉은 자세로 이동할 때 혈압이 자세 변화에 적응하지 못해 실신할 수 있음을 지각해야 한다.

④ 반마비(hemiplegia)

환자를 이동시키기 위해 마비된 팔다리를 당겨서는 안 된다. 이것
은 손상된 어깨에 더 주의해야 한다. 왜냐면 마비로 인해 근육들이
관절을 적절히 지지하지 못하기 때문이다. 많은 환자들은 침범된 어
깨를 아래로 하여 누워 있거나 침범된 어깨 위로 구를 때 통증이나
불편감을 경험할 것이다.

3) 이동의 유형

이동은 환자가 보조를 필요로 하는지 또는 독립적으로 기능할 수
있는지에 따라 기술이 달라진다. 케어기버와 그 가족들은 이동기술 훈
련을 받아야 한다. 이는 환자와 케어기버 모두를 위해 중요한 일이다.
환자가 가지고 있는 능력에 따라 선 자세, 앉은 자세, 누운 자세로
분류하여 이동 훈련을 한다. 환자가 독립적으로 수행하거나, 다른 사
람의 보조에 의해 또는 다양한 도구를 이용해서 수행할 수 있다. 의
존적·보조적·독립적 이동으로 이동 보조의 정도를 결정한다.

(2) 침대나 매트에서의 이동동작 원리

환자가 독립적으로 수행하거나, 다른 사람의 보조에 의해 또는 다
양한 도구를 이용해서 수행할 수 있다. 침대나 매트에서 가장 일반적
인 움직임은 누운 자세에서 옆으로 누운 자세로 그리고 원래 위치로
돌아눕기/바로 누운 자세에서 엎드린 자세로 그리고 그 반대로/위로

아래로 또는 옆으로 이동하기 그리고 중간으로 돌아오기이다. 도구로
는 침대난간, 머리 위 봉이나 틀, 침대 매트 또는 매트리스에 부착된
끈, 시트와 같은 천으로 된 물품이 있다.

이러한 동작들이 독립성을 향상시키고 너무 오랫동안 누워 있음으
로 인해 발생할 수 있는 피부 문제나 구축을 예방하는 데 도움이 된
다는 것을 환자에게 가르쳐야 한다. 환자는 앉은 자세와 선 자세에서
의 이동을 독립적으로 하기 위해서 침대나 매트 운동성에서 독립적
으로 하기 위해서 침대나 매트 운동성이 모두 독립적이어야만 한다.
케이기버는 환자를 보조하고 지도할 때 적절한 신체 역학을 이용해
야 한다.

환자는 보조를 받고 있을 때조차도 정신적으로 신체적으로 이러한
동작들에 참여해야 한다. 동작을 돕기 위해 머리를 조절하거나, 팔과
다리의 자세를 위하거나, 팔다리를 사용하도록 요구함으로써 환자의
참여를 시도할 수 있다. 환자는 자신의 상태가 호전되고 독립적인 움
직임을 늘리기 위해서 이러한 보조적 움직임을 반드시 수행하여야
한다.

움직임은 케어기버의 근육이 수축해서 나타나는 것이 아니라 환자
의 남아 있는 근육의 수축으로 만들어지는 것이 의미 있는 이동이 될
것이다. 이는 진정한 재활이 되어 보다 더 나은 기능회복에도 기여할
것임에 틀림없을 것이다. 케어기버와 환자는 환자의 능력을 이용하기
위한 가장 효과적인 방법을 결정함으로써 독립적인 움직임을 촉진하
고 보조의 양을 감소시키기 위해 함께 문제를 해결할 필요가 있다.

더 쉬운 운동성 동작을 수행하기 위해서 케어기버는 환자의 신체
와 침대나 매트면 사이의 마찰을 감소시키거나, 환자의 체중을 중심

에 두거나, 중력의 영향을 감소시키거나, 중력을 보조력으로 사용하려는 시도를 할 수 있다. 가능한 케어기버의 허리를 편안하게 하기 위해 하지는 말타기 자세로 허리는 편 상태로 전방 굴곡을 한다. 즉, 하지는 고정해서 움직임의 에너지를 만들고, 상지는 환자가 떨어지지 않도록 고리형태로 고정시킨다. 손가락 끝에 힘을 주는 것은 아니다. 손바닥을 밀착시켜 안정성을 제공한다.

스트레스를 줄이는 자세를 취하기 위해 침대나 매트를 올리고, 침대의 바퀴가 잠겼는지 매트가 안전한지 확인한다. 이러한 기술들은 환자와 케어기버의 에너지 소모를 줄일 것이며 움직이기 위한 환자의 능력을 풍부하게 할 것이다.

물리학과 신체 역학의 기본적인 원리에 관한 많은 지식이 환자의 자세를 조정하거나 이동을 수행하기 위한 혁신적이고 안전한 방법을 제공하는 데 도움이 될 것이다. 또한 환자의 상태를 더 잘 모방할수록 침대나 매트에서 케어기버의 자세를 변경시키는 기술을 더 잘 결정할 수 있을 것이다.

1) 의존적 또는 보조적 운동성 동작들에 관한 기술

바로 누워 있거나 엎드려 누워 있는 환자를 움직이는 방법은 신체 분절을 이용하는 것이 효율적이다. 환자의 옆에 서서 침대나 매트에 가깝게 서야 한다. 이렇게 함으로써 짧은 지렛대 원리를 활용할 수 있어 좌상(strain)을 줄일 수 있으며, 근육의 역학적 이점을 증가시킬 수 있다. 환자를 치료할 때 매트 위에 무릎으로 앉거나 엉덩이관절과 무릎관절을 굽힘으로써 허리의 좌상을 최소화할 수 있다. 만약에 침대의 높이를 조정할 수 있다면, 가장 편안하고 기능하기에 이득이 있는 자세를 취할 수 있다. 케어기버의 무게중심 높이로 침대 높이를 조절하면 허리에 부담을 덜 주게 된다.

이동을 수행하기 이전에 침대 바퀴가 잠겼는지 확인한다. 케어기버의 근육, 관절, 인대에 가해지는 스트레스와 좌상을 줄이기 위한 신체 역학적 원리를 적용한다. 환자에게 동작을 설명하고, 케어기버는 환자가 움직이도록 보조한다. 특히 환자가 움직이지 않고 있을 때는 기다렸다 움직이게 될 때 함께 이동동작을 실행한다. 절대 케어기버만 움직이면 안 된다는 것이다. 환자의 동기와 독립성을 높이기 위해 동작 전반에 걸쳐 환자를 안내하고 독려하여야 한다.

○ 바로 누운 자세에서 위로 움직이기

이동하기 전 머리와 어깨 아래의 베개를 제거한다. 침대 가장자리에 가깝게 눕는다. 이는 짧은 지레팔을 이용함으로써 팔 근육을 보다 효과적으로 이용하기 위함이다. 에너지 소모가 작게 요구되고 환자를 더 쉽게 이동하도록 한다.

움직임을 시작하기 위해서 환자의 엉덩이관절과 무릎을 굽혀서 발이 침대나 매트 위에 편평하게 놓이게 함으로써 팔다리와 침대나 매트 사이의 마찰을 줄이고, 환자가 골반을 들어 올리거나 발로 밀어서 자세 취하기를 보조할 수 있다. 만약에 환자가 자세를 유지할 수 없다면 하나 이상의 베개로 넙다리를 지지할 필요가 있다.

케어기버는 환자의 머리를 향하고 한 발을 다른 발 앞으로 가깝게 하여 가슴 중간 위치에 선다. 환자의 앞뒤 자세로 다리를 벌리고 선다. 케어기버의 팔로 환자의 머리와 위쪽 몸통을 지지하고 어깨이음

뼈의 아래 각이 침대나 매트에서 들려질 때까지 들어 올린다. 케어기 버의 가슴을 환자의 가슴 가까이로 해서 팔의 짧은 지레팔을 이용할 수 있다. 이러한 자세는 침대나 매트 위에서 몸통의 마찰을 줄이면서 등의 과도한 좌상이나 스트레스를 줄이는 자세이다. 만약에 환자의 몸통을 들어 올릴 수 없다면 다른 사람에게 도움을 요청하고 시트를 이용한다.<그림 27>

환자가 협조할 수 있기 전에는 환자를 멀리 움직이지 않는다. 환자 를 멀리 움직이려면 케어기버와 환자의 다리를 재조정해서 이 과정 을 반복한다. 일부 환자들은 그들의 몸통을 들어 올리기 위해서 케어 기버의 몸통을 잡을 수 있는데, 이로 인해 케어기버의 허리에 스트레 스나 좌상이 증가될 수 있기 때문에 그것이 안전한 기술인지 결정해 야만 한다. 만약 침대 위 봉이나 그네를 이용할 수 있다면 환자는 그 것을 잡고 상체를 들어 올릴 수 있다. 환자를 마지막 자세까지 위로 움직인 이후에 침대나 매트의 끝으로 떨어질 가능성을 줄이기 위해 침대나 매트의 가운데로 자세를 재조정한다.

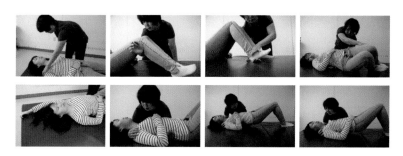

〈그림 27〉 바로 누운 자세에서 위로 움직이기

○ 바로 누운 자세에서 아래로 움직이기

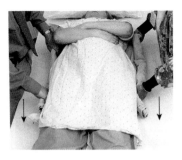

〈그림 28〉 바로 누운 자세에서 아래로 움직이기(『일상생활동작 환자관리와 기능훈련』 사진 인용)

환자를 침대나 매트 가장자리로 옮기고 엉덩이관절과 무릎을 약간 굽힌다. 필요하다면 넙다리를 지지하기 위해 베개를 이용한다. 환자의 위쪽 몸통과 머리를 아래로 움직이기 이전에 골반을 약간 안아서 들어 올린다. 환자를 조금 움직이고 나서 더 움직이고자 한다면 발 위치를 엉덩이 쪽으로 멀리 놓는다. 그리고 엉덩이를 발 쪽으로 옮긴다.

다른 방법으로는 작은 깔개나 패드 위에 환자를 눕혀서 위로 아래로 옆으로 움직이는 방법도 있다. 그러나 이 방법은 혼자서 하기보다 두 명의 케어기버가 함께 하여야 한다.<그림 28> 두 사람이 각각 침대나 매트의 한쪽에 서서 시트나 패드를 잡고 리더의 명령에 따라 동시에 환자를 미끄러지게 움직인다. 약간 들어 올려야 하지만 미끄러지게 움직이면 된다. 환자가 팔이나 다리를 이용하여 몸통이나 골반을 부분적으로 들어 올리려는 노력을 할 수 있도록 격려한다. 환자가 위나 옆으로 움직일 때 침대의 윗부분을 낮추어 준다. 환자가 아래로 움직일 때는 침대의 윗부분을 올려준다. 시트의 이용은 환자의 발뒤꿈치, 엉치뼈, 극돌기, 머리 뒤쪽에 마찰을 유발할 수 있기 때문에 단지 짧은 이동을 위해서만 이용한다.

○ 바로 누운 자세에서 옆에서 옆으로 움직이기

케어기버는 한쪽 팔을 환자의 목이나 위쪽 등 아래에 두고 다른 쪽 팔뚝은 등의 중간부 아래, 즉 허리 위치에 둔다. 이는 해부학적으로 요추전만 굴곡이 되어 있으므로 손을 넣기에 좋은 조건이기 때문이다. 천천히 위쪽 몸통과 머리를 케어기버 쪽으로 미끄러지게 당긴다. 환자를 움직일 때 케어기버의 위 팔로 환자의 머리가 지지되어야만 한다. 케어기버의 손으로 환자의 견봉을 감싸도 좋다. 다음으로 케어기버의 아래 팔을 환자의 아래쪽 몸통과 먼 쪽 골반 아래에 둔다. 무릎 밑에 넣어도 좋다. 이는 무릎이 구부려져 손을 넣기에 쉽기 때문이다. 신체 분절이 케어기버 쪽으로 오도록 천천히 미끄러지게 당긴다. 마지막으로 케어기버의 아래 팔을 넙다리와 다리 아래에 두고 천천히 케어기버 쪽으로 미끄러지게 당긴다.<그림 29>

케어기버 쪽으로 환자를 들기보다는 오히려 미끄러지게 할 때 요구되는 에너지의 양과 케어기버의 팔과 등 근육에 대한 스트레스가 감소된다. 환자를 당기고 미끄러지게 하는 힘을 침대나 매트의 면에 평행하게 적용함으로써 요구되는 에너지의 양을 줄일 수 있다. 만약에 침대나 매트의 높이가 조정될 수 없다면, 환자를 움직이기 이전에 케어기버의 엉덩이관절과 무릎을 굽혀서 케어기버의 몸통을 낮추어 중력중심(COG)을 가능한 한 환자의 중력중심에 가깝게 해야 한다. 케어기버의 한 발을 다른 발의 앞에 두어 지지면(BOS)을 넓게 함으로써 환자를 더 쉽게 조절할 수 있으며, 케어기버의 팔과 허리에 가해지는 스트레스와 좌상을 줄이고, 환자를 움직이는 데 요구되는 에너지를 줄이게 된다.

먼 거리를 옆으로 움직일 필요가 있을 때에는 각각의 신체 분절을 여러 번 움직이는 것이 더 쉬울 것이다. 운동이나 이동을 수행하기 이전에 환자는 침대나 매트의 한쪽 가장자리로 움직일 필요가 있다.

왜냐하면 침대 중심은 안정성이 높아 활동하기에는 어려운 조건이다. 건강한 사람도 침대나 의자에서 일어나기 위해서는 무게중심을 가장 자리로 옮겨 걸터앉은 다음 상체를 숙여 하지 근력의 힘으로 일어난다. 환자와 케어기버는 가까이 있을수록 더 적은 힘으로 이동이 가능해진다. 그러므로 적절한 신체 역학을 사용해야 함은 중요한 일이다.

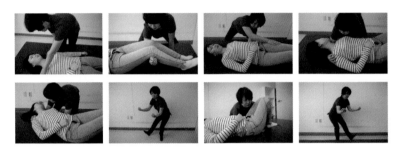

〈그림 29〉 바로 누운 자세에서 옆에서 옆으로 움직이기

○ 바로 누운 자세에서 옆으로 누운 자세로 움직이기

침대나 매트의 공간을 충분히 하기 위해서 환자를 침대나 매트의 먼 쪽 가장자리에 가깝게 할 필요가 있다. 환자가 침대나 매트에서 떨어질 위험이 있기 때문에 케어기버나 다른 사람 또는 침대 난간이나 벽으로 보호해야 한다. 침대가 움직이지 않도록 침대 바퀴가 잠겨 있는지 확인한다.

환자를 마주하고 서서 환자를 케어기버 쪽으로 옆으로 누운 자세가 되도록 굴린다. 케어기버로부터 멀어지는 쪽으로 환자가 굴러야만 하는 경우에는 침대나 매트에서 굴러 떨어지지 않도록 보호해야만 한다(예: 침대 난간을 올린다, 베개로 가장자리를 막아 둔다, 침대의 반대쪽에 다른 사람이 있게 한다). 만약에 환자를 오른쪽(건강한 쪽을 의미)으로 굴릴 계획이라면, 왼쪽 다리(마비 측)를 오른쪽 다리(건강한 측) 위에 올리고, 왼쪽 팔(마비 측)을 가슴 위에 두고, 오른쪽 팔을 직각으로 벌린다(환자 팔꿈치는 반드시 어깨 높이보다 높아야 한다. 그렇지 않으면 받침대 역할을 하게 되어 돌려지지 않는다). 환자의 왼쪽 어깨뼈 뒤쪽과 왼쪽 골반 뒤쪽을 부드럽게 당겨서 케어기버 쪽으로 굴린다. 이때 케어기버의 몸은 아래로 다리를 굽히며 팔꿈치가 아래로 향하도록 한다. 마치 드럼통을 굴리듯 환자의 몸통을 굴려야 하는 것이다. 절대 돌리면서 손으로 당겨서는 안 된다. 그 이유는 몸통의 움직임을 적절하게 조절할 수 없으며, 팔다리가 손상될 수 있기 때문이다.

○ **바로 누운 자세에서 엎드려 눕기**

환자를 침대나 매트의 한쪽 가장자리로 움직이고 옆으로 누운 자세로 굴릴 준비를 한다. 구르는 방향의 어깨를 바깥쪽으로 돌리고, 팔꿈치 관절을 펴며, 손바닥을 위로 하고, 손을 골반 아래에 넣어둔 자세를 취한다. 또는 어깨를 굽히고 팔꿈치를 펴서 귀 근처에 둔다. 반대쪽의 팔은 옆에 둔다.<그림 30>

환자와 마주보고 서서 환자를 옆으로 누운 자세로 굴린다. 엎드린 자세로 구를 수 있는 공간이 충분한지 확인한다. 만약 공간이 충분하지 않으면 옆으로 누워 있는 환자를 뒤로 움직여서 엎드려 누울 공간을 충분히 확보한다. 침대 바퀴가 잠겨 있는 상태에서 환자를 케어비버 쪽으로 굴린다. 그러면서 침대나 매트에 케어기버의 한쪽 넙다리를 두어 가장자리로 환자가 굴러 떨어지는 것을 예방한다.

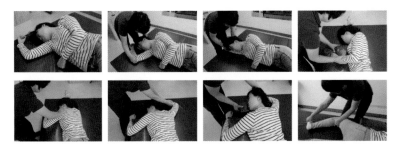

〈그림 30〉 바로 누운 자세에서. 옆으로 누운 자세에서 엎드려 눕기

○ 엎드린 자세에서 바로 누운 자세로 움직이기

환자를 침대나 매트의 한쪽 가장자리로 움직인다. 오른쪽으로 구른다면 왼쪽 다리를 오른쪽 다리 위에 교차한다. 오른쪽 팔은 팔꿈치를 펴고 손바닥을 위로 해서 손을 골반 아래에 둔 자세를 취하거나 오른쪽 어깨를 굽혀서 팔을 귀 가까이에 둔 자세를 취한다. 다른 쪽 팔은 옆에 둔다. 탁자의 먼 쪽에 서서 환자가 옆으로 누운 자세가 되도록 케어기버 쪽으로 굴린다. 바로 눕기 위한 충분한 공간이 있는지 확인한다. 만약 공간이 충분하지 않다면 옆으로 누워 있는 환자를 앞으로 움직여 바로 눕기 위한 공간이 충분히 확보되도록 한다.

옆으로 누운 자세로부터 바로 누운 자세로 움직이는 것을 지체시키기 위해 왼쪽 어깨와 골반의 뒤쪽에 저항을 가한다. 케어기버의 넙다리를 침대나 매트의 가장자리에 두어서 환자를 보호한다. 침대나 매트의 중간으로 환자를 옮긴다.

○ 바로 누운 자세에서 앉은 자세로 움직이기

환자를 침대나 매트의 한쪽 가장자리로 움직이고, 다리를 약간 굽혀서 옆으로 누운 자세로 굴린다. 어깨 아래를 들어 올리고 환자로

하여금 양쪽 팔이나 한쪽 팔로 바닥을 밀도록 함으로써 몸통을 들어 올린다.<그림 31>

몸통을 들어 올릴 때 침대나 매트의 측면에 다리가 걸쳐지도록 선 회한다. 불안하거나 지지되지 않는 상태로 환자를 앉히지 않는다. 이 방법은 허리의 상태가 몸통 굽힘에 의해 악화되는 환자나 한쪽 팔다 리만 기능적으로 사용할 수 있는 환자에게 추천된다. 환자의 몸통을 더 쉽게 들어 올리기 위해서 환자의 체중을 중력중심에 더 가깝게 한 다. 환자를 들어 올릴 때 케어기버의 허리를 비틀지 않고 지지면을 넓게 하기 위해서 발을 앞뒤 자세로 한다.<그림 32>

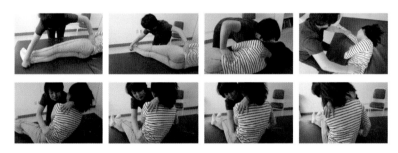

〈그림 31〉 바로 누운 자세에서 앉은 자세로 움직이기

○ 침대나 의자 가운데 앉은 자세에서 휠체어 옮겨 타기

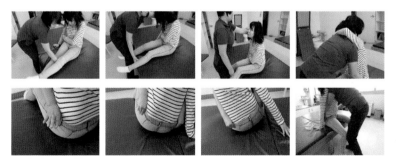

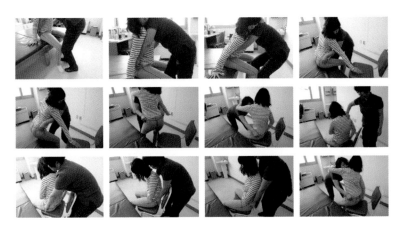

〈그림 32〉 침대 중간에 앉은 자세에서 의자로 옮겨 타기

바로 누운 자세에서 앉은 자세로 이동하기 이동동작이 복잡하기 때문에 3단계로 나누어 훈련을 하면 쉽게 배울 수 있다. 먼저 바로 누운 자세에서 침대에 앉기, 침대 중심에서 침대 가장자리에 걸터앉기, 침대 가장자리에서 의자나 휠체어로 옮겨 타고 안정된 자세로 휠체어 타기이다. 이 동작은 환자들이 가장 많이 활동하는 동작이므로 중요하며, 이동 동선이 길어 낙상의 위험성이 높기 때문에 많은 훈련이 필요한 이동동작이다.

바로 누운 자세에서 앉은 자세로 이동 시에는 옆으로 누운자세에서 건강한 팔의 동작을 활용하여 일어나 앉는다.<그림 31> 이때 케어기버는 옆으로 누운 환자의 어깨와 골반을 잡아 주고 구두 명령으로 남아있는 힘으로 일어나도록 한다.

침대 중간에 앉은 환자를 휠체어로 옮겨 타도록 하기 위해서는 환자의 무게중심을 침대 가장자리로 옮긴다. 케어기버는 환자 바지 봉제선 위치에서 엄지손가락을 바지 안으로 넣고 나머지 손가락은 바지 바깥쪽에서 주름잡으며 단단하게 잡고서 좌우 골반을 흔들며 앞으로 당긴다. 즉 앉은 자세에서 걷기 동작을 하는 것과 같다.<그림 32>

마지막으로 침대 가장자리에 걸터 앉은 환자를 휠체어로 옮기는 기술이다.<그림 32> 환자 다리사이에 케어기버의 다리 한쪽을 넣어 환자 다리를 지지해 준다. 이때 침대에서 일어설 때 골반을 잡고 절구를 찧듯 앞뒤로 흔들며 구두명령을 주고 함께 일어난다. 일단 휠체어 가장자리에 앉을 때 힘의 조절을 위해 케어기버는 자신의 엉덩이를 뒤로 빼면서 환자의 앉는 속도를 조절한다. 앉으면 바로 환자 뒤로 옮겨가서 뒤쪽에서 양쪽 골반을 잡고 좌우로 흔들며 뒤로 당겨 엉덩이가 휠체어 등받이에 닿게 한다. 그리고 발판을 내리고 브레이크를 풀어 이동을 하게 한다.<그림 33>

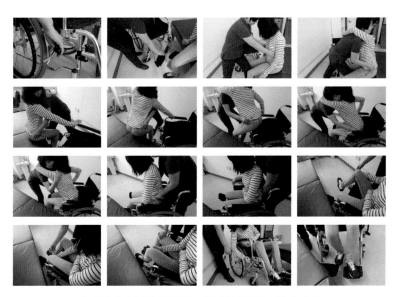

〈그림 33〉 침대에 걸터앉은 자세에서 휠체어로 옮겨 타기

○ 앉은 자세에서 바로 누운 자세로 움직이기

이 기술은 앞에 설명한 누운 자세로부터 앉은 자세로 움직이는 동작들을 반대 순서로 진행하면 된다. 바로 누웠을 때 침대나 매트의 가운데로 환자를 옮긴다.<그림 34>

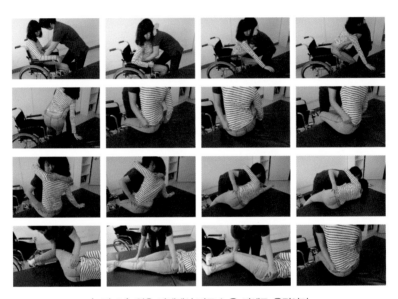

〈그림 34〉 앉은 자세에서 바로 누운 자세로 움직이기

2) 독립적 운동성 동작들

모든 운동성에 있어서 환자의 능력 내에서 독립적으로 수행하고 노력하는 것을 가르치고 격려해야 한다. 처음에 이러한 동작들은 의존적이거나 보조에 의해서 연습될 수 있다. 환자에게 수행될 동작들을 설명하고 안내한다. 침대난간이나 머리 위의 봉과 같은 보조도구

는 도구 없이도 안전하게 동작을 수행할 수 있는 경우를 제외하고는
이용하지 않아야 한다.

○ 바로 누운 자세에서 위로 움직이기

환자로 하여금 엉덩이관절과 무릎관절을 완전히 굽히고, 발뒤꿈치
를 엉덩이에 가깝게 둔 상태로 침대나 매트 위에 편평하게 두고, 팔꿈
치를 굽힌 채로 어깨를 귀 쪽으로 당긴 자세를 취하게 한다.<그림 35>

다리를 이용하여 골반을 들어 올리고, 팔꿈치와 후두부로 침대나
매트를 밀어서 위쪽 몸통을 들어 올린 다음, 다리로 밀면서 어깨를
내려 위로 움직인다. 성공적인 움직임을 위해 다리와 팔을 본래의 위
치로 놓는다. 만약 침대가 조절 가능한 것이라면, 윗부분을 편평하게
하고 바퀴는 잠겨 있어야 한다.

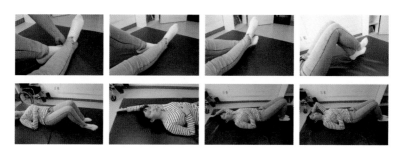

〈그림 35〉 독립적으로 바로 누운 자세에서 위로 움직이기

○ 바로 누운 자세에서 아래로 움직이기

환자로 하여금 엉덩이관절과 무릎관절을 약간 굽히고 발바닥으로
바닥을 지지하게 한다. 발뒤꿈치를 엉덩이로부터 20~30cm 정도 떨
어진 거리에 두어야 한다. 팔꿈치를 굽히고 어깨를 내린 자세로 몸통

옆에 둔다. 만약 침대가 조절되는 것이라면, 윗부분을 약간 올리고 바퀴는 잠겨 있어야 한다.

다리를 이용해서 골반을 들어 올리고 팔꿈치와 뒷머리로 바닥을 밀어서 위쪽 몸통을 들어 올린다. 다리를 당기는 동시에 어깨로 밀고 팔꿈치나 팔뚝을 이용해 당기면서 아래로 움직인다. 성공적인 움직임을 위해 다리와 팔을 본래의 위치로 놓는다.

○ 바로 누운 자세에서 옆에서 옆으로 움직이기

환자로 하여금 엉덩이관절과 무릎관절을 굽히고, 침대나 매트 위에 발바닥을 두고, 한쪽 팔은 몸통 옆에, 다른 쪽 팔은 몸통으로부터 조금 벌린다.

다리로 바닥을 눌러서 골반을 들어 올리고, 벌려진 팔 쪽으로 골반을 움직이게 하며, 팔꿈치와 머리 뒤쪽으로 매트를 눌러서 위쪽 몸통을 들어 올려 벌려진 팔꿈치 쪽으로 움직이게 한다. 그리고 나서 다리와 팔의 자세를 편안한 자세로 또는 다시 움직이기 위해 재조정한다.

○ 바로 누운 자세에서 옆으로 눕기

환자로 하여금 침대나 매트의 먼 쪽으로 움직이게 한다. 오른쪽으로 구르기 위해서는 왼쪽 다리를 오른쪽 팔 쪽으로 대각선 방향으로 움직이는 동시에 왼쪽 팔로 가슴을 가로 질러 뻗는다. 옆으로 구르기 위해 머리 굽힘근과 배근육을 이용하고 왼쪽 손으로는 매트 가장자리, 시트 또는 침대 난간을 잡아서 옆으로 누운 자세가 되도록 당긴다.

옆으로 누운 자세를 유지하기 위해서 침대나 매트 위에 왼손을 두고 다리를 굽히도록 한다. 베개로 머리를 지지할 필요가 있다. 왼쪽으로 구

르기 위해서는 반대쪽 팔다리를 동일한 과정으로 움직인다.<그림 36>

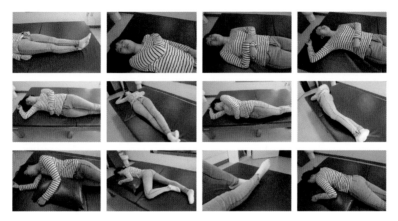

〈그림 36〉 독립적으로 바로 누운 자세에서 옆으로 눕기

○ 바로 누운 자세에서 엎드려 눕기

환자는 침대나 매트의 한쪽으로 움직이게 한다. 오른쪽으로 구르기 위해서 환자는 오른쪽 팔을 몸의 오른쪽 아래에 두거나 어깨를 굴곡해서 오른쪽 귀 옆에 두고 옆으로 누운 자세로 움직인다. 만약에 엎드린 자세로 구르기 위한 공간이 충분하지 않으면 침대나 매트의 가까운 쪽 가장자리로부터 몸을 멀리 옮긴다. 엎드린 자세로 구를 때 왼쪽 팔은 몸을 보호하고 낮추기 위해 이용된다. 몸이 편안하도록 조정한다.

○ 엎드린 자세에서 바로 눕기

환자는 침대나 매트의 한쪽으로 움직인다. 오른쪽으로 구르기 위해서 환자는 오른쪽 어깨를 굽혀서 팔이 오른쪽 귀 옆에 오도록 한다. 왼손을 왼쪽 어깨 앞에 둔다. 왼쪽 엉덩이관절과 무릎관절을 약간 굽히거나 펼 수 있다.

환자는 왼쪽 팔을 밀고 왼쪽 다리를 오른쪽 다리 위로 들어 올려 옆으로 누운 자세로 움직인다. 만약에 침대나 매트의 공간이 충분하지 않으면 먼 쪽 가장자리로부터 멀리 움직인 다음 바로 누운 자세로 구르고 편안한 자세로 조정한다.

○ 바로 누운 자세에서 앉은 자세로 움직이기

환자는 침대나 매트의 한쪽으로 움직이는데, 옆으로 누운 자세로 구르기 위한 충분한 공간을 남겨 두어야 한다. 옆으로 돌아눕고 엉덩이관절과 무릎관절을 굽혀서 자세를 유지한 다음, 위에 있는 팔의 손을 가슴 중간 위치의 바닥에 둔다.

몸통을 들기 위해 팔로 밀고 밑에 놓인 팔의 팔꿈치 관절과 팔뚝을 이용해서 자세를 유지한다. 양쪽 팔로 바닥을 밀어서 옆으로 앉은 자세로 완전히 몸을 일으켜 세운다. 다리로 침대나 매트 가장자리를 선회할 수 있다. 이 기술은 회전과 굽힘을 피함으로써 허리뼈에 직접 가해지는 스트레스가 작기 때문에 허리에 기능장애가 있는 환자들에게는 피해야 한다.<그림 37>

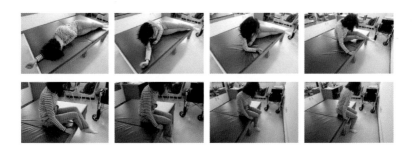

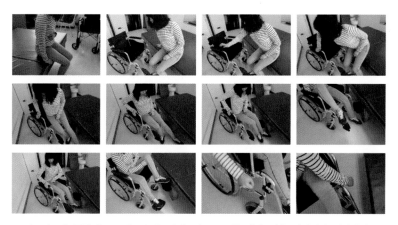

〈그림 37〉 독립적으로 바로 누운 자세, 옆으로 누운 자세, 앉은 자세에서 일어서기, 휠체어로 옮겨 타기

○ 허리 기능장애 환자의 바닥으로 또는 바닥으로부터의 보호적 이동

등에 가해지는 스트레스를 감소시키기 위해 지지를 위한 견고하고
안정된 물체를 이용해야 한다.

- 바닥으로의 움직임

환자는 한 손으로 단단한 물체를 잡고 몸통을 곧게 세워 유지한 채
로 한쪽 무릎 자세(반무릎)를 취한다. 잠깐 양쪽 무릎 자세를 취한 다
음, 네 발 자세를 위한다. 엎드려 누운 자세나 옆으로 앉은 자세가 될
때까지 양 손을 움직이는데, 만약 통증이 없다면, 아래에 놓여 있는
팔꿈치로 지지하여 옆으로 누운 자세를 취한다. 원하는 대로 몸의 자
세를 재조정하여 안정된 자세가 되도록 한다.

- 바닥으로부터 선 자세로

엎드린 자세에서 시작한다. 양쪽 손과 양쪽 무릎으로 바닥을 밀거나, 통나무 구르기로 옆으로 눕는다. 만약에 네 발 자세를 취했다면, 환자는 반무릎 자세를 취한 다음 일어선다. 보조물로 단단한 물체를 이용할 수 있다. 또한 옆으로 누운 자세를 취했다면, 몸을 밀어 올려 옆으로 앉은 자세를 취하고 양쪽 손과 양쪽 무릎으로 지지한 자세를 취한 다음 앞과 같은 방법으로 선 자세로 움직인다.

(3) 서기, 앉기, 들어서 이동하기

1) 휠체어에서 침대, 매트, 바닥, 낮은 치료대로 이용하거나 반대로 움직이기

○ 의존적 선회하여 서서 이동하기

초기 단계인 경우에는 앉은 자세나 선 자세에서의 이동을 시도하기 전에 안전띠를 착용해야만 한다. 먼저 환자에게 이동을 위한 방법, 자세, 그리고 휠체어 작동 및 부속품들에 대해 설명해야 한다.

휠체어를 침대, 매트, 치료대의 머리맡과 발치 사이 중간에 평행하게 또는 45°로 비스듬히 배치한다. 안전띠를 착용하고 휠체어의 BOS를 증가시키기 위해 캐스터 바퀴를 앞으로 한 상태로 휠체어를 잠근다.

환자의 발을 발받침대에서 내려놓고 발받침대를 들어 올린다. 발은 바닥에 평평하게 둔다. 환자의 옆 바지재봉선 위치에서 잡고, 들지 말고 지그재그 방향으로 앞쪽으로 이동한다. 양발은 평행한 상태로 유지하고 몸통은 골반 위에 오도록 하여 의자의 앞쪽으로 이동시킨다. 이는 인체 무게중심이 의자 중심에 있으면 일어나기가 어려워 의자 가장자리로 옮겨야 쉽게 일어날 수 있기 때문이다.

환자가 위쪽 몸통을 숙이고 골반을 앞으로 미끄러지게 하여 엉덩이를 앞으로 움직이도록 교육한다. 이동을 시작하기 이전에 몸통이 골반 위에 오도록 자세를 재조정한다. 부분적으로 구부정한 자세로 케어기버의 무릎과 발을 밖으로 하여 환자의 무릎과 발을 지지해준다. 때론 환자의 팔로 케어기버의 등 중간이나 윗부분을 잡게 할 수도 있다. 보다 효율적인 이동능력이 될 수 있다. 하지만 환자로 하여금 케어기버의 목 주위를 잡게 해서는 안 된다. 허리에 불필요한 좌상이 발생하지 않도록 적절한 신체 역학을 이용해야만 한다.

환자가 적극적으로 이동에 참여하게 하기 위해 구두명령을 사용한다. '일어나셔야 하는데 제가 도와 드리겠습니다'라며 환자의 골반을 잡고 앞뒤로 흔들며 '하나, 둘, 셋, 서세요'라고 지시한다. 이때 케어기버의 무릎 반동을 이용하여 보다 쉽게 일어날 수 있으며, 허리에 부하도 줄어들 수 있다.

이동하기 전에 머리를 앞으로 움직이게 한다. 안전띠를 이용해서 들어 올리는 동시에 케어기버의 다리를 펴면서 무릎으로 환자의 무릎을 밀어 안정되게 한다. 휠체어 바퀴에 걸리지 않을 만큼 몸을 높이 들어 올려 침대, 매트, 치료대 위로 골반이 들어 올리도록 세운다. 케어기버의 발을 선회하여 환자의 엉덩이가 침대, 매트, 치료대를 향하게 하고 그 위에 환자를 내려놓는다. 이때 케어기버의 엉덩이를 뒤로 빠지도록 하면 환자가 갑자기 주저앉는 일을 방지할 수 있으며, 안정된 앉기 자세를 유지할 수 있다. 그다음 침대 위에서 안정된 앉기 자세를 위해 허리 재봉선을 잡고 뒤로 미끄러지게 이동시킨다. 바로 누운 자세가 되도록 한다.

휠체어로 되돌아가기 위해서는 위 과정의 반대 순서로 수행한다. 환자는 오른쪽과 왼쪽으로 이동하는 것을 모두 연습해야 하며, 근력이 생기면 보조적인 서기 이동을 시도한다.

만약에 안전띠나 끈을 이용하지 않는다면, 엉덩이 아래를 잡아서 환자를 들어 올릴 수 있다. 그러나 이러한 방법은 체격이 큰 환자에게는 적용하기 어려우며 일부 환자들은 이 방법을 선호하지 않는다. 이런 경우에는 미끄럼판을 이용하여 옆으로 옮기기를 한다.

○ 보조적 선회하여 서서 이동하기: 강한 쪽 무릎을 안정되게

한쪽 팔 다리가 반대쪽 팔다리에 비해 근력이 강한 환자와 이러한 이동을 수행할 때 케어기버는 어느 방향으로 이동할지 결정해야 한다. 처음에는 강한 쪽 팔다리로 유도함으로써 이동을 보다 쉽고 안전하게 하지만 약한 쪽의 팔다리로 유도하는 방법을 배워야만 하는 이유가 있다. 약한 쪽 팔다리로 유도하고 이동하기 위해 약한 쪽 팔을 이용하게 되면, 약한 쪽 다리의 고유수용성감각과 운동감각이 호전될 수 있으며, 환자는 기능적 방법에서 약한 쪽을 보다 감지하거나 느낄 수 있게 될 것이다. 또한 환자가 좌우 양쪽 팔다리를 이용해서 이동하는 것을 배우게 되면 가정이나 지역사회 내에서 침대, 화장실, 욕실의 위치에 상관없이 어느 방향으로도 움직일 수 있게 되어 장애경계가 줄어들게 될 것이다. 즉, 환자의 독립성을 증가시키고 약한 쪽과 강한 쪽 팔다리를 모두 사용해서 이동하는 방법을 배워야만 한다.

처음에 환자는 이동 전반에 걸쳐 한쪽 다리를 안정시키기 위해 강한 쪽 무릎을 잠그는 것이 보다 안전하다고 느낄 수 있다. 환자가 왼쪽(보다 강한 쪽) 팔다리로 이동한다면, 케어기버는 케어기버의 왼발을 환자 발의 안쪽 옆에 두고, 케어기버의 왼쪽 무릎을 환자 무릎 바깥쪽에 두어서 환자의 무릎을 안정되게 해야 한다. 양손으로 안전띠를 잡고 환자가 일어서는 것을 보조한다.

○ 의존적 선회하여 서서 이동하기: 약한 쪽 무릎을 안정되게

환자가 강한 쪽 다리에 안전하고 독립적으로 체중을 지지할 수 있다고 판단되면 케어기버는 약한 쪽 팔다리를 안정되게 할 것이다. 이 방법으로 환자는 다리의 이용이 증가하고 독립성이 향상 될 것이다. 환자가 왼쪽(보다 강한 쪽) 다리를 이용해서 이동할 때, 양손으로 안전띠를 잡고 케어기버의 왼발을 환자의 오른발 바깥쪽으로 두고 케어기버의 무릎을 환자의 오른쪽 무릎 안쪽에 두어서 약한 쪽(오른쪽) 무릎을 안정되게 한다. 환자의 몸통을 조절하기 위한 다른 방법으로 케어기버의 왼손으로 안전띠를 잡고 케어기버의 오른손을 환자의 왼쪽 어깨에 또는 왼쪽 팔 아래로 해서 흉곽의 뒤 바깥쪽에 둔다.

환자는 휠체어를 침대에 평행하게 두거나 강한 쪽 팔다리가 침대 가까이에 오도록 해서 45° 정도 비스듬히 배치한다. 의자는 침대나 매트의 머리와 발 사이인 중간 지점에 있어야 한다. 힘이 있는 발은 힘이 없는 발 뒤에 둔다. 이 자세는 강한 다리로 하여금 가장 효과적으로 신체를 들어 올리도록 해준다. 그러나 환자가 선회하기 전에 강한 쪽의 다리가 반대쪽의 다리 앞으로 보내야 할 경우도 있다. 노인 환자는 양발을 앞뒤로 두기보다는 평행하게 두는 것이 더 좋다. 환자는 손을 팔받침 위에 올려두고 서기 위해서 몸통을 약간 앞으로 숙이

면서 '코가 발바닥 위에 오도록' 구두명령을 하면서 동시에 팔과 다리를 아래로 민다.

서기를 시도하기 전에 신체 역학을 이용하기 위해서 몸통을 앞뒤로 흔들어서 약간의 몸통운동을 시작하는 것이 좋다. 환자가 서기 시작할 때 케어기버는 안전띠와 어깨나 목 뒷부분을 이용해 조절을 유지하면서 두 무릎의 안정성을 제공하여야 한다. 균형을 확인하고 어지러움이나 현기증이 있는지를 판정하기 위해 짧은 시간 서 있도록 한다. 환자는 침대를 향해 선회해서 등이 침대와 가깝게 되도록 하여 안정성을 높인다. 다리는 침대에 닿게 한다. 침대와 가까운 팔을 침대로 뻗고, 침대에 앉는다. 침대 위에 다리를 두고 눕힌다.<그림 38>

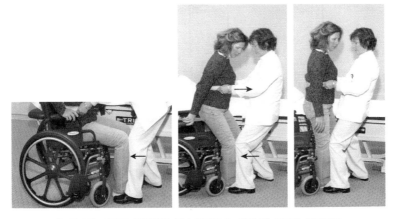

〈그림 38〉 의존적 선회하여 서서 이동하기: 약한 쪽 무릎을 안정되게
(『일상생활동작 환자관리와 기능훈련』 사진 인용)

○ 독립적으로 서서 이동하기

휠체어를 침대, 매트, 치료대와 45° 정도 비스듬히 배치한다. 만약

에 양 다리에 상당한 근력 차이가 있는 경우는 보다 강한 쪽 다리로 이동을 유도하는 것이 더 쉽다. 지속적으로 안전하게 동작을 수행할 수 있는 환자에 의해서만 수행될 수 있다. 특히 낙상의 위험성이 높기 때문에 주의가 요구된다. 케어기버는 환자가 그러한 기준에 부합되는가를 판단할 책임이 있다.

이러한 이동을 준비하는 데 있어 환자는 휠체어를 조작하고 작동할 수 있어야 하며, 바로 누운 자세로부터 앉은 자세로 그리고 반대동작으로 움직일 수 있어야 하고, 앉은 자세에서 선 자세로 그리고 선 자세에서 앉은 자세로 움직일 수 있어야 하며, 짧은 거리를 이동할 수 있어야 한다. 케어기버는 환자가 처음으로 독립적 서기 이동을 시도하려고 할 때 보호와 보조를 위해 환자의 옆에 있어야 한다. 특히 마비 측 편에 서 있어야 한다. 만약에 넘어지게 되면 안전하게 보호할 수 있는 위치이기 때문이다.

○ 휴대용 발판(footstool)을 이용한 보조적 축선회하여 서서 이동하기
경우에 따라서 높이 조절이 되지 않는 침대나 치료대에서 엉덩이를 올리기 위해서 휴대용 발판을 이용할 필요가 있다. 이때 강한 쪽 다리를 발판 위에 두고 반대쪽 다리에 주의해야 한다는 것이다. 휴대용 발판은 네 발로 되어 있는 것이 좋다. 발판 윗부분의 가장자리를 넘어서는 위치에 발을 올려놓지는 않는다. 최대 안정성을 위해서 발판발은 고무끝으로 되어 있어야 하고 발판 윗부분은 미끄럼방지용으로 되어 있어야 한다.

휠체어는 침대와 45° 정도 비스듬히 배치한다. 환자는 강한 다리를 침대나 치료대 가까이로 배치하여 이동을 시작한다. 케어기버는 환자가 강한 다리를 발판 위에 올릴 때 약한 무릎을 보호한다. 다리는 엉덩이가 침대나 치료대보다 약간 위에 위치하도록 신체를 충분히 들어 올리는 데 이용된다. 케어기버는 환자가 선회하여 엉덩이를 침대나 치료대 쪽으로 돌리는 것을 보조한다. 환자가 침대나 치료대의 가장자리에 앉고 균형을 잡는다. 케어기버는 몸통과 다리를 조절함으로써 환자가 눕는 것을 보조할 수 있다.

이러한 이동을 위해서 안전띠를 반드시 사용해야 한다. 이동하는 동안 환자를 조절하거나 보호할 수 없다면 원래의 위치로 돌아가야 한다. 휠체어로부터 자동차로 이동하는 데에도 안전띠가 필요하다.

○ 이동판의 보조에 의한 앉은 자세에서의 외측으로 이동하기

환자에게 휠체어를 침대나 매트 옆면의 중간 위치에 비스듬히 배치하도록 한다. 캐스터 바퀴 앞으로 하고, 침대의 바퀴를 잠그며, 안전띠를 사용한다. 휠체어를 잠그고, 발받침으로부터 발을 떼고, 옆으로 제쳐두거나 제거하고, 발을 바닥에 내려놓도록 한다. 이동판을 환자의 넙다리 아래와 운전바퀴의 앞에 두어서 자리를 확보한다.

만약에 환자가 왼쪽 옆으로 이동 가능하다면, 왼손은 왼쪽 넙다리에서 10cm 떨어진 판 위에 두고 오른손은 오른쪽 넙다리의 옆에 두게 한다. 상체를 이용해서 몸을 밀어 올리고 빠르게 머리를 왼쪽으로 움직이면서 동시에 왼팔로 오른쪽을 향해 밀면서 침대로 이동하기 시작한다. 엉덩이가 침대 위에 놓일 때까지 이러한 절차를 반복한다. 오른쪽으로 움직이기 위해서는 환자의 손을 오른쪽에 놓는다. 환자가 신체를 들어 올리거나 미끄럼판을 가로 질러 움직이는 것을 보조하기 위해서 환자의 무릎을 보호하고 안전띠를 이용해야 한다. 케어기

버의 손으로 위쪽 몸통을 지지함으로써 환자의 균형 손실을 보호할
수 있다.

환자가 침대, 매트 위에 안전하게 앉게 되면 이동판을 제거한다.
그 이후 환자는 독립적으로 눕거나 보조에 의해 누운 자세를 취한다.
이러한 이동기술은 설 수는 없지만, 팔이 기능적인 환자들에게 가장
보편적으로 이용된다. 유사한 이동 방법이 안전하게 설 수는 없지만
한쪽 팔과 다리가 약하면서 다른 쪽은 정산적인 근력을 가진 환자들
에 의해 수행될 수 있다.<그림 39>

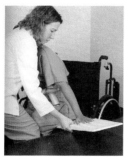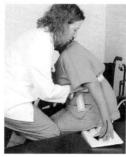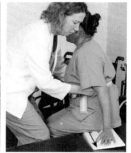

〈그림 39〉 이동판의 보조에 의한 앉은 자세에서의 외측 이동
(『일상생활동작 환자관리와 기능훈련』 사진 인용)

○ 독립적 외측/흔들기(swing) 하여 앉은 자세에서 이동하기

휠체어를 침대나 매트의 옆면 중간에 비스듬히 배치하고 브레이크
를 잠그게 한다. 케스터 바퀴는 의자의 BOS를 넓히기 위해 앞으로 향
하게 한다. 환자는 발받침에서 발을 떼고 전방 지지대를 제거하거나
옆으로 제치고 발을 바닥에 내려놓는다.

엉덩이를 들어서 운전바퀴를 지나 의자 앞으로 움직이고 침대와

가까운 쪽의 팔받침을 제거한다. 환자는 몸을 부분적으로 선회하기 위해서 엉덩이를 움직여 등이 침대를 향하게 한다. 만약에 환자가 오른쪽으로 움직이고 있다면, 오른쪽 손은 침대의 가장자리로 두고 환자의 근력, 체력, 기술에 따라서 왼손은 자리의 팔받침이나 의자 등받이에 둔다. 환자는 팔로 밀어 몸을 들어 올리고 머리를 빠르게 왼쪽으로 움직이는 동시에 왼팔을 오른쪽으로 밀면서 침대의 가장자리 위에 엉덩이를 올리도록 한다.

○ **한 사람에 의존하여 이동하기(들기)**

한 사람에 의존한 들기 이동은 설 수 없거나 모든 종류의 보조에 의한 이동을 수행할 수 없을 때 그리고 보조자가 충분히 강하고 들기를 수행할 수 있는 기술이 있을 때 이용될 수 있다. 케어기버는 적절한 신체 역학을 이용해야만 하고 가장 짧은 가능한 거리로 들기를 수행해야만 한다.

환자가 이동할 곳과 가까운 쪽의 팔받침을 제거하고 환자를 의자 앞으로 이동한다. 환자의 앞에 서서 엉덩이와 무릎을 굽히고 케어기버의 무릎과 발을 환자의 무릎과 발 바깥쪽에 댄다. 환자의 넙다리를 들어 올리고 케어기버의 무릎 사이 또는 넙다리 아래 사이로 환자의 넙다리를 잡아줌으로써 발이 바닥에서 뜬다. 환자의 머리는 이동하는 방향으로 얼굴을 향하게 해서 케어기버 몸의 옆면에 기대도록 해서 몸통을 굽히게 한다. 팔은 무릎 위에 포개어 놓거나 팔짱을 끼게 한다.

안전띠의 양측을 잡고 의자로부터 환자를 든다. 케어기버의 발을 움직여 몸을 선회하고, 환자의 엉덩이가 이동하고자 하는 쪽을 향하도록 돈다. 이동하고자 하는 곳에 환자를 내리고 발을 바닥에 두며,

몸통이 똑바로 앉은 자세가 되도록 한다. 환자가 앉아 있는 동안 보호해야 한다. 필요하다면 자세를 재조정한다.

○ **두 사람에 의존하여 이동하기(들기): 침대/매트에서 의자로**

두 사람에 의한 들기 이동은 이동하는 두 면의 높이가 다를 때 또는 환자가 이동하려고 노력할 수 없을 때 이용될 수 있다. 들기를 수행하는 사람들을 위한 적절한 신체 역학의 사용은 매우 중요하다. 각각의 사람들은 어떻게 들 것인지를 사전에 생각하고 결정해야 한다. 한 사람이 리더의 역할을 수행한다. 리더는 환자와 다른 사람에게 지시를 내려서 세 사람이 모두 함께 작업할 수 있도록 한다. 환자와 다른 사람이 이해할 수 있도록 이동 절차를 설명해야 한다. 이러한 정보는 환자가 가질 수 있는 두려움이나 불안감을 줄이기 위해 들기 이동을 수행하기 전에 제공되어야 한다. 즉, 케어기버는 응급상황이 아니면 약 10kg 이상 손에 들리지 않도록 신체 역학의 이점을 활용하여 이동시킨다.<그림 40>

휠체어를 배치하고 잠근다. 침대나 매트 가까운 쪽 팔받침과 발받침을 제거한다. 키가 더 크고 강한 사람이 휠체어의 뒤에 서고 다른 사람은 발받침으로 환자의 다리를 따로 옆으로 제쳐두거나 제거한다. 뒤에 서 있는 사람은 환자의 거드랑이 아래로 팔을 넣어 양손으로 환자의 반대쪽 팔뚝이나 안전띠를 잡고 환자의 팔뚝을 배 위에 포개어 놓는다. 다른 사람은 환자의 다리 바깥쪽에 서서 자세를 굽히고 한쪽 팔뚝을 넙다리 먼 쪽 아래에 또 다른 팔뚝은 하퇴 아래에 넣어서 환자의 무릎을 편다.

환자 뒤에 서 있는 사람은 환자에게 어깨 근육을 아래로 밀고 유지하도록 지시한다. 다른 보조자는 구령에 맞추어 '하나, 둘, 셋, 드세요' 구두명령을 하는 동시에 환자를 들고 침대나 매트의 가장자리로 환자를 옮긴다. 환자의 뒤에 있는 사람은 환자가 똑바로 다리를 펴고 길게 앉은 자세로 있도록 유지한다. 다른 사람은 휠체어를 옮긴다. 두 사람은 침대나 매트의 중심으로 환자를 옮기고 환자가 기대어 눕도록 보조한다.

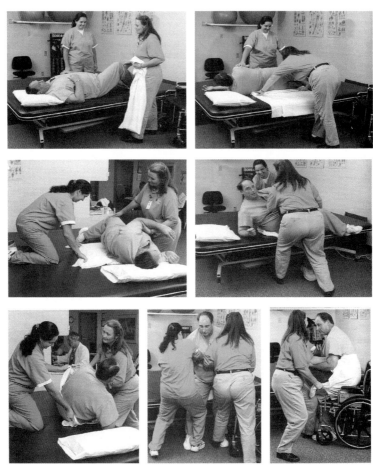

〈그림 40〉 시트를 이용해서 비만환자를 매트에서 휠체어로 두 사람에 의해 의존적으로 들어 이동하기(『일상생활동작 환자관리와 기능훈련』 사진 인용)

(4) 보행보조기 이동동작 원리

1) 보행기 이동: 침대에 걸터앉은 자세에서 서서 걷기(보행 벨트 착용)

침대에서 걸터앉은 자세에서 보행기를 사용하여 일어서는 동작이다. 이때 무게중심을 잡아 일어서기를 돕게 하도록 보행 벨트 사용을 권장한다. 이는 케어기버가 보행 벨트만 잡아 주어도 환자의 남아있는 능력으로 쉽게 일어 설 수 있게 한다. 우선 양발을 어깨 넓이 만큼 벌리고, 보행기 손잡이를 잡고 앞 뒤로 골반을 흔들며 무게중심을 앞으로 숙이고 일어나면 쉽게 일어난다. 이때 엄지발은 절대 무릎 앞으로 나오게 하면 안 된다.

보행기 보행은 우선 보행기가 먼저 나가고 불편한 다리, 건강한 다리 순으로 걷는다.<그림 41>

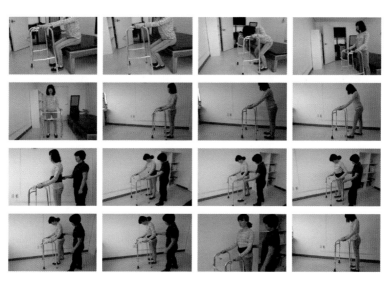

〈그림 41〉 보행기 이동: 침대에 걸터앉은 자세에서 서서 걷기(보행 벨트 착용)

2) 지팡이 이동: 선 자세에서 서서 걷기(보행 벨트 착용)

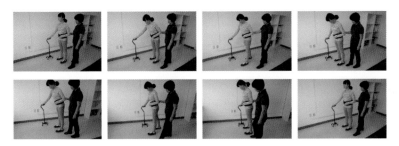

〈그림 42〉 지팡이 이동: 선 자세에서 서서 걷기(보행 벨트 착용)

　지팡이 이동은 보행기 사용한 환자가 균형력이 더 좋아지면 사용하는 것이다. 그러므로 활동성이 높아진다. 보행기 사용방법과 동일하나, 건강한 팔로만 지팡이를 잡게 한다. 중요한 점은 지팡이에 체중을 실어 걷게 하면 자세 정렬도 나빠질 뿐만 아니라. 낙상의 위험성도 높아지므로 지팡이는 균형력 조절을 위한 목적으로 사용하지 체중지지 목적으로 사용해서는 절대 안 된다.<그림 42> 균형력이 양호하면 허리 벨트 없이 독립적으로 혼자 사용하길 권장한다.<그림 43>

3) 지팡이 이동: 독립적으로 선 자세에서 서서 걷기

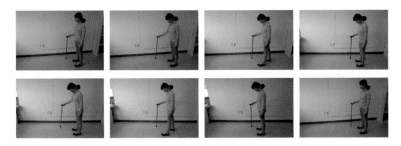

〈그림 43〉 지팡이 이동: 독립적으로 선 자세에서 서서 걷기

(5) 기계장비

　무거운 환자나 의존적인 환자를 들어 올리거나 이동시킬 때에는 수동식(유압식)이나 전동식(배터리 동력) 기계적 리프트가 이용하기에 가장 안전하고 가장 효과적이다.

　수동식 기계 리프트에 의해 침대에서 휠체어로 이동은 처음 수행할 때는 환자에게 동작을 설명한다. 각각의 현수장치나 신체 현수장치를 위쪽 몸통과 엉덩이 아래에 두고 환자의 몸을 좌우로 굴려서 위쪽 넙다리에 끼운다. 리프트를 수직으로 배치하고 환자의 가슴 위에 세움대가 오도록 해서 침대 가까이에 배치한다. 조절 밸브를 부분적으로 열어서 사슬이나 그물 끈이 현수장치에 부착될 수 있도록 세움대를 천천히 아래로 내린다. 밸브를 잠금으로써 세움대가 아래로 계속 내려오지 않도록 한다. 현수장치에 사슬이나 그물 끈을 부착한다. 필요하다면 현수장치나 부착물들을 조정한다.

　환자의 가슴 위에 양팔을 포개어 놓도록 하며, 펌프 손잡이를 이용해서 환자의 몸을 들어 올린다. 모든 부착물과 현수장치의 위치를 점검한다. 환자의 엉덩이가 매트리스에서 떨어질 때까지 계속해서 환자를 들어 올린다. 교차 손잡이를 이용해서 침대로부터 리프트를 멀리 움직인다. 환자를 휠체어로 옮긴다. 몸을 돌려서 등이 의자의 앞을 향하게 한다. 엉덩이가 의자 자리의 중심 위에 오도록 한다. 조절 밸브를 열어서 환자를 의자 안으로 천천히 내린다. 환자의 엉덩이가 자리에 닿기 전에 무릎을 밀어서 자리의 뒤쪽으로 몸이 움직이게 한다. 환자가 자리에 앉게 될 때 밸브를 잠근다. 사슬이나 그물 끈을 현수장치로부터 제거한다.

(6) 이동의 다른 유형

1) 서서 이동하기: 한 발에 체중을 부하할 수 없는 환자

　침대에서 휠체어로 이동하는 경우, 휠체어가 침대의 발쪽을 향하
도록 해서 완전 체중부하가 가능한 엉덩이관절의 바로 옆에 비스듬
히 배치한다. 의자를 잠그고 옆으로 제쳐두거나 발판을 올린다. 환자
가 매트리스 가장자리로 움직이고 앉는 것을 보조한다. 안전띠를 사
용한다. 케어기버는 환자를 호위하고 보호하기 위해 환자의 앞에 위
치한다. 비체중부하 측 다리가 매트리스의 가장자리로 움직이는 것을
보조한다. 환자가 부분적 체중부하 측 다리로 서는 것을 보조한다. 환
자에게 멀리 있는 쪽의 팔받침으로 팔을 뻗어 잡도록 하고, 부분체중
부하 측 발로 선회해서 엉덩이로 앉을 준비 자세를 취하게 한다. 환
자에게 팔과 부분체중부하 측 다리를 사용해서 의자로 천천히 몸을
낮추도록 지시한다. 필요하다면 올린 다리받침 위에 비체중부하 측
다리를 둔다. 다른 발은 발판 위에 둔다. 환자의 자세를 안전하고 편
안하게 하고 안전띠를 제거한다.

2) 휠체어에서 바닥으로 이동하기

　위험하지 않는 곳에서 동작 연습을 해야 한다. 환자를 보호하기 위
해 바닥에 매트를 깔아 둔다. 이동을 안전하게 수행하는 방법을 가르
쳐야 한다. 결과적으로 환자는 부수적인 도구 없이 독립성을 최대화
하기 위해서 어떻게 바닥으로 내려가는지, 의자로 다시 올라오는지를

배워야만 한다.

- 오른쪽 팔다리가 강하고 왼쪽 팔다리가 약한 경우, 휠체어에서 바닥으로 이동하기는 먼저 환자가 몸을 선회하고 약간 돌려서 의자 앞으로 움직여 오른쪽 팔 다리가 앞쪽에 놓이게 한다. 환자는 오른쪽 팔다리에 체중을 이동하고, 오른쪽 팔로 바닥을 짚는다. 오른쪽 손이 바닥 위에 있을 때 환자는 오른쪽 팔과 다리를 이용해서 몸을 바닥으로 내리고, 오른쪽 엉덩이나 양쪽 엉덩이로 앉는다. 신체의 자세를 원하는 대로 조정한다.<그림 44>

- 오른쪽 팔다리가 강하고 왼쪽 팔다리가 약한 경우, 바닥에서 휠체어로 이동하기는 환자가 휠체어를 잠그고 캐스터 바퀴를 앞으로 한 상태로 휠체어를 마주보고 오른쪽 엉덩이로 앉는다. 엉덩이관절과 무릎관절을 굽혀야 한다.<그림 45>

환자는 자리의 뒤쪽이나 팔받침을 잡아 당겨서 무릎 자세를 취한다. 왼쪽 무릎으로 바닥을 지지하고 오른쪽 발을 앞으로 해서 반무릎 자세를 취한다. 가까운 팔받침이나 의자의 자리 위에 오른쪽 팔을 두고 부분적으로 또는 완전히 일어서기 위해 오른쪽 팔다리로 민다. 캐스터 바퀴가 뒤로 향하지 않도록 환자에게 정보를 제공하고 교육하거나 캐스터 바퀴 잠금장치를 사용할 수 있다.

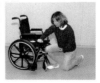

〈그림 44〉 오른쪽 팔다리가 강한 환자의 바닥에서 휠체어로의 이동(『일상생활동작 환자관리와 기능훈련』 사진 인용)

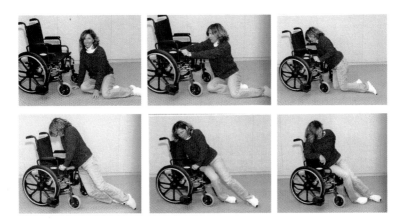

〈그림 45〉 팔이 강한 환자의 바닥에서 휠체어로의 앞으로 밀어 올려
이동하기(『일상생활동작 환자관리와 기능훈련』사진 인용)

(7) 허리 보호 원칙

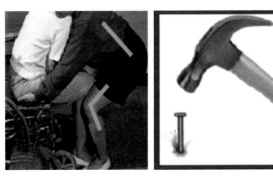

〈그림 46〉 환자이동 시 케어기버의　〈그림 47〉 여러 사람이 함께
　　　　자세　　　　　　　　　　이동 시 구두명령법 이미지

　이동을 보조할 때에는 항상 무릎을 구부린다.<그림 46> 그리고 허
리의 손상을 예방하기 위해 곧게 편다. 또한 어깨 넓이 만큼 다리를

벌려 안정된 자세를 취한다. 환자와 최대한 가깝게 유지한다. 이는 무게중심이 가까워야 역학적 효율성을 얻어 허리에 무리가 가지 않는다. 들어 올릴 때에 허리 비틀림이 일어나지 않도록 하며 가능한 느리고 부드럽게 들어 올린다. 이동을 보조하기 위해 준비할 때 당신의 허리를 다칠 것 같다고 판단된다면 이동동작을 시작하지 않는다. 다만 다른 대체 방법을 모색한다. 혼자가 아니라 여러 사람이 함께한다든가, 미끄럼판처럼 보조이동 도구를 사용한다. 바닥에 있는 물건을 잡기 위해서는 허리만 숙이지 말고, 쪼그려 앉아 물건을 가슴 쪽 가까이로 가지고 와 안은 다음 엉덩이를 들고 허리를 펴고 일어선다.

이동시킬 때에 팔을 절대로 잡아당겨서는 안 된다. 환자가 스스로 힘을 쓸 수 있는 기회를 뺏는 것이고, 케어기버는 허리에 무리를 줄 수 있다. 만약 의자에 앉은 환자의 신발을 신게 할 경우 절대로 허리를 구부리지 않는다. 무릎을 구부려 앉은 다음 환자의 눈높이를 맞추어 신발을 신게 하여야 케어기버의 허리가 손상되지 않는다.

휠체어 앉은 환자를 이동시킬 때 케어기버의 설 자리를 먼저 정한다. 허리는 곧게 펴고 무릎을 구부린다. 어깨는 엉덩이 위에 위치하도록 자세를 잡는다. 만약 혼자서 이동하기 힘든 환자일 경우는 여러 사람이 함께 실시한다. 명령을 내리는 사람은 가장 무거운 부위를 옮기는 사람으로 한다. '하나, 둘, 셋'이라는 구호와 함께 동시에 힘을 내어 이동시킨다.<그림 47> 이는 근육의 최대 근력을 발생시켜 용이하게 옮기기 위함이다. 케어기버는 환자의 바지봉제선이 있는 위치의 허리띠나 엉덩이 밑 또는 복부벨트를 단단히 잡아 옮긴다.

PART 6

이동훈련은 누구를 위한 것인가?

PART 6
이동훈련은 누구를 위한 것인가?

    환자를 위한 것일까, 케어기버를 위한 것일까? '이동기술은 진정 누구에게 효율적인 기술인가?' 질문을 해본다. 우선 보기에는 환자를 위한 것이라 생각할 수 있다. 그러나 케어기버는 짐을 운반하듯이 환자를 든다면, 잘못된 자세와 정보로 인해 허리 염좌와 같은 손상을 받을 확률이 높아진다.

    영화 <로미오와 줄리엣>의 한 장면을 보면 로미오가 줄리엣을 현관문에서 안고 2층 침실까지 한달음에 뛰어 올라가는 장면이 있다. 안고 있는 모습을 보면 줄리엣은 로미오의 목 주위를 완전히 감싸고, 자신의 머리를 로미오 몸 쪽으로 숙여 주고, 로미오는 줄리엣을 최대한 가까이 안고 있다. 그리고 로미오는 허리를 곧게 펴고 걷는다. 이는 줄리엣의 인체 무게중심을 로미오의 인체 무게중심선과 일치하게 하여 신체 역학적 이점을 얻었기에 로미오는 보다 힘들지 않은 것 같다.

    그럼 케어기버는 환자를 어떻게 이동시켜야 할까? 영화에서 만약에 환자가 전혀 움직이지 않고, 케어기버의 근육이 활성화하여 움직임이 나타나면 진정한 의미의 이동이 아니다. 그냥 물건을 옮겨 놓은 것일 뿐이다. 환자에게는 최소한 남아 있는 기능이 있다. 잔존 기능은 최대한 활성화하여야 기능 저하를 줄일 수 있다. 그러므로 이동은 환자의 근육이 활성화될 수 있도록 케어기버가 안내자의 역할과 안전을 위한 보호자 역할을 수행하는 것이다.

로미오가 줄리엣을 옮긴 것은 로미오의 근력이 활성화 되어 이동한 것이다. 그러나 줄리엣이 목을 감싸거나, 로미오를 꼭 감싸 안는 노력을 하였기에 로미오가 조금이나마 힘이 적게 들었을 것이다.

실제적으로 3단계 대화를 실행한다. 먼저 '~을 해야 합니다'라고 해야 할 일을 아나운서가 말을 하듯 명료하게 설명한다. 그다음 '제가 도와드릴게요'라며 운동 주체가 환자임을 알린다. 마지막으로 '~하세요'라고 구체적인 움직임을 말과 신체접촉으로 운동의 순서를 알리며 구령을 사용하여 남아있는 능력으로 최대한 환자가 움직일 수 있도록 지지한다

케어기버는 씨름선수도 아니며, 허리에 과부하를 주며 일한다면 전문인으로 양성되기가 어렵다. 그러므로 신체 역학을 활용한 이동기술은 필수 사항인 것이다. 케어기버의 자세는 어깨너비만큼 발을 벌리고 서서 무릎은 조금 굽히고(말타기 자세와 유사), 허리는 곧게 편 상태로 몸통을 앞으로 숙인다. 케어기버가 힘을 쓴다는 것은 허벅지 근육의 힘 수축으로 가능한 것이다. 손은 단지 고정역할을 할 수 있도록 고리모양으로 잡는다. 절대 힘을 주어 당기는 목적으로 사용해서는 안 된다. 이는 줄다리기를 할 때 본인 체중을 이용하여 영차 영차하며 뒤로 당길 때 손끝으로 당기지 않는 것과 같은 원리이다.

신체 역학을 사용할 때의 이점은 에너지가 절약되고, 인체 구조(근육, 관절, 인대, 연부조직)에 대한 스트레스와 손상을 감소시키고, 척

추의 효율적인 움직임을 제공하고, 척추의 안정적인 움직임을 제공하며, 적절한 신체조절과 균형 증진 및 유지시키며 효과적인 심폐기능을 증진시킨다.

케어기버를 위한 이동동작기술에 대한 이론을 알고 임상에 나가면, 황당한 기분을 느낄 경우가 많다. 왜냐면 책으로 배운 경우와 달리 환자 개개인의 특성에 따라 다양한 경우가 있다는 것을 알 수 있기 때문이다. 여러분, 당황할 필요가 없습니다. 책에서는 기본적인 원리를 설명하였을 뿐, 임상에서는 기본개념을 바탕으로 이동동작에 대한 창의적인 사고를 통해 환자와 케어기버를 위한 이동동작을 생각하고 선택해야 하는 것이 실제 여러분이 해야 할 이동동작훈련임을 강조한다. 이 책에서 주장하고 있는 원리는 절대 포기하면 안 된다.

케어기버의 올바른 자세로 이동기술을 사용한다면 환자는 자세훈련 및 이동의 주체가 될 것이고, 케어기버는 스트레스 없이 안정된 이동을 시킬 것이다. 적절한 신체 역학 기술을 적용하면 환자와 케어기버 모두를 보호할 것이다.

참고문헌

『요양보호사 공통 표준교재』, 보건복지부(2013).

『장애인과 함께하는 활동보조인 양성 교육과정』, 보건복지부(2013).

서태수 외 공저, 『일상생활활동학·생활환경학』, 영문출판사(2003).

한태륜 외, 『재활의학』, 군자출판사(2009).

A. I. Kapandji, 이강우 외 공역, 『관절생리학』, 영문출판사(2009).

Andy Kerr, 최재원 외 공역, 『생체역학』, 범문에듀케이션(2010).

Frank M. Pierson & Sheryl L. Fairchild, 장정훈 외 공역, 『일상생활동작 환자관리 와 기능훈련』, E-PUBLIC(2007).

Paul Jackson Mansfield & Donald A. Neumann, 채윤원 외 공역, 『근육뼈대계의 구 조와 기능 임상운동학 및 기능해부학』, 현문사(2009).

부록: 뇌졸중 환자 일상생활동작 관리

1. 체위변경

- 욕창 예방
- 2차적 장애 발생 예방(관절구축, 근위축)

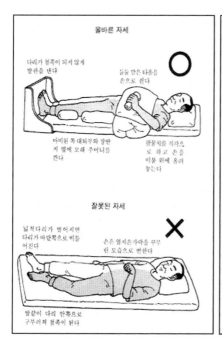

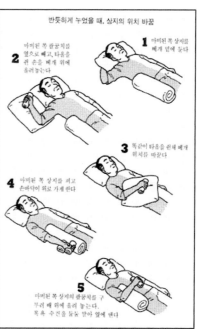

타올을 감는 법과 쥐는 법

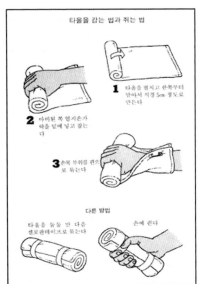

1 타올을 펼치고 한쪽부터 말아서 직경 5cm 정도로 만든다

2 마비된 쪽 엄지손가락을 말아 밑에 넣고 잡는다

3 손목 부위를 권으로 묶는다

다른 방법

타올을 둥글게 만 다음 셀로판테이프로 묶는다

손에 쥔다

약간 측면 자세인 경우

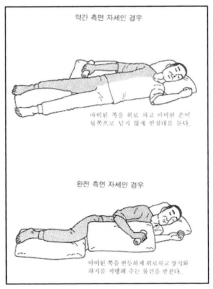

마비된 쪽을 위로 하고 마비된 손이 뒷쪽으로 넘지 않게 받침대를 둔다.

완전 측면 자세인 경우

마비된 쪽을 반듯하게 위로하고 상지와 하지를 지탱해 주는 물건을 받친다.

시트를 바꾸는 방법

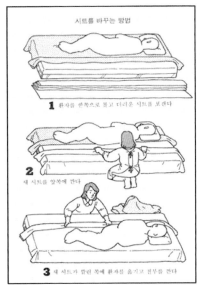

1 환자를 한쪽으로 눕고 더러운 시트를 모은다

2 새 시트를 앞쪽에 깐다

3 새 시트가 깔린 쪽에 환자를 옮기고 전부를 깐다

나쁜 자세   좋은 자세

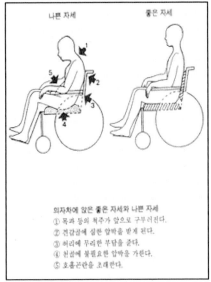

의자차에 앉은 좋은 자세와 나쁜 자세
① 목과 등의 척주가 앞으로 구부러진다.
② 견갑골에 심한 압박을 받게 된다.
③ 허리에 무리한 부담을 준다.
④ 천골에 불필요한 압박을 가한다.
⑤ 호흡곤란을 초래한다.

2. 일상생활동작에 필요한 기능성 회복: 뇌졸중과 운동 – 자가운동

- 관절 구축 예방

- 자존감 회복

- 기능적 운동기능 회복

- 일상생활 동작 준비

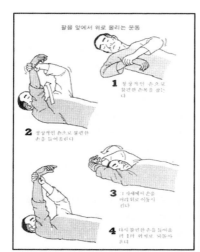

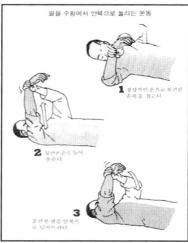

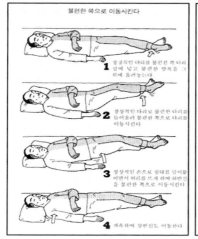

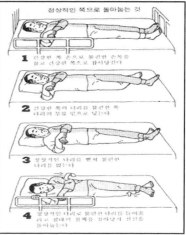

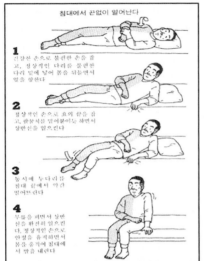

침대에서 끊임없이 일어난다

1 건강한 손으로 불편한 손을 잡고, 정상적인 다리를 불편한 다리 밑에 넣어 몸을 뒤돌면서 옆을 향한다

2 정상적인 손으로 요의 끝을 잡고, 팔꿈치를 밀어붙이는 하면서 상반신을 일으킨다

3 동시에 누다리를 침대 밑에서 약간 떨어뜨린다

4 부읍을 펴면서 상반신을 완전히 일으킨다. 정상적인 손으로, 안정을 유지하면서 몸을 움직여 침대에서 발을 내린다

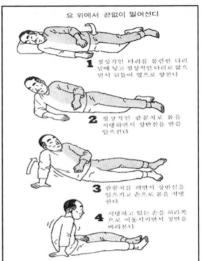

요 위에서 끊임없이 일어선다

1 정상적인 다리를 불편한 다리 밑에 넣고 정상적인 다리로 밀으면서 뒤돌아 옆으로 향한다

2 정상적인 팔꿈치로 몸을 지탱하면서 상반신을 반쯤 일으킨다

3 팔꿈치를 펴면서 상반신을 일으키고 손으로 몸을 지탱한다

4 지탱하고 있는 손을 허리쪽으로 이동시키면서 정면을 바라본다

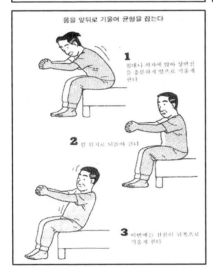

몸을 앞뒤로 기울여 균형을 잡는다

1 침대나 의자에 앉아 상반신을 충분하게 앞으로 기울게 한다

2 힘 위로 되돌아 간다

3 이번에는 천천히 뒤쪽으로 기울게 한다

- 균형 감각 회복
- 몸통의 안정화 강화
- 적절한 감각입력 자극
- 신체상의 강화
- 주의: '비정상적 근긴장 발생'

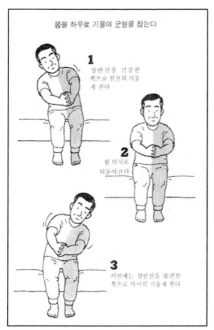

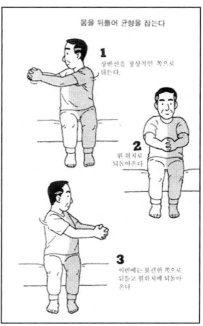

- 균형 감각 회복
- 몸통의 안정화 강화
- 적절한 감각입력 자극
- 신체인지감 강화
- 보행 전 운동기능 자극
- 주의: '비정상적 근긴장 발생'

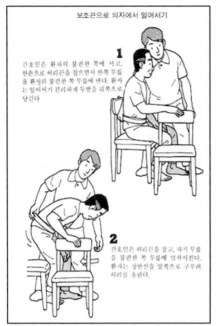

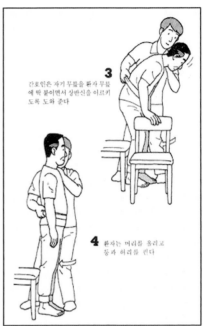

- 균형 감각 회복
- 몸통의 안정화 강화
- 적절한 감각입력 자극
- 신체인지감 강화
- 보행 전 운동기능 자극
- 주의: '비정상적 근긴장 발생'

찾아보기

노인과 환자를 돌보는
케어기버를 위한
이동동작훈련

초판인쇄   2014년 9월 26일
초판 2쇄   2019년 1월 11일

지은이   조정선
펴낸이   채종준
펴낸곳   한국학술정보(주)
주 소   경기도 파주시 문발동 파주출판문화정보산업단지 513-5
전 화   031) 908-3181(대표)
팩 스   031) 908-3189
홈페이지   http://ebook.kstudy.com
E-mail   출판사업부 publish@kstudy.com
등 록   제일산-115호(2000.6.19)

ISBN   978-89-268-6673-3 93510

이담 Books 는 한국학술정보(주)의 지식실용서 브랜드입니다.